MIMI MINSIEMI MABOLOKO

AKU FALOBI, DRÉPANOCYTAIRE DU CONGO

MIMI MINSIEMI MABOLOKO

AKU FALOBI, DRÉPANOCYTAIRE DU CONGO

Éditions Vie

Imprint

Cover image: Fourni par l'auteur

Publisher:
Éditions Vie
is a trademark of
Dodo Books Indian Ocean Ltd., member of the OmniScriptum S.R.L Publishing group
str. A.Russo 15, of. 61, Chisinau-2068, Republic of Moldova Europe
Printed at: see last page
ISBN: 978-613-9-59077-3

AKU FALOBI
DRÉPANOCYTAIRE DU CONGO

PAR MIMI MINSIEMI MABOLOKO

PHOTOGRAPHIE DE COUVERTURE PRISE PAR WIM CORTEN
PHOTOGRAPHIE DE LA BIOGRAPHIE PRISE PAR DANIEL CORTHAUT

DÉDICACES

A MON PÈRE

ET MON FRÈRE MWIS

SOMMAIRE

PROLOGUE

Les premiers flocons de neige tombaient sur Bruxelles, gros, blancs et légers comme les plumes d'une colombe. Aku, telle une gamine émerveillée devant un spectacle, savourait ce moment avec délice, allant d'une fenêtre à l'autre de la maison de ses propriétaires. De l'intérieur, la vue donnait à l'arrière sur un petit jardin, et à l'avant sur la chaussée où abondait la circulation. Des transports en commun quadrillaient les rues d'Uccle où se pressaient des piétons pour les préparatifs des festivités de Noël et du Nouvel An. Qui aurait cru que la jeune fille remettrait un jour les pieds sous le ciel de son enfance ? Pourtant, pendant vingt longues années, elle a rêvé jour et nuit de cet instant ; elle l'a espéré et a prié pour ça. Son rêve est désormais devenu réalité.

PREMIERS SYMPTÔMES

Elle devait avoir trois ans quand ses parents divorcèrent. Selon la coutume de leur tribu d'origine, en cas de séparation, le droit de garde revient entièrement au père de l'enfant à la condition que celui-ci se soit acquitté de la totalité de la dot exigée lors du mariage. La mère ne l'entendit pas de cette oreille et s'obstina à garder sa fille. Il était difficile pour elle d'abandonner son premier enfant. Elle se rappelait de la grossesse éprouvante, mais il en résulta un beau gros bébé de 3,500 kg qu'elle ne pouvait se résigner à laisser partir. Le mariage ayant eu lieu au village, il fallait que le divorce se déroule au même endroit. La femme devait être reconduite chez ses parents. C'est ainsi que le couple, ayant emménagé dans la capitale Kinshasa durant trois ans, refit le long voyage en camion pour la séparation des époux. Cela se déroula en présence de la famille et des témoins dans le Congo Central, encore appelé Bas-Zaïre à l'époque. La mère s'était ainsi retrouvée seule et sans moyens de subsistance. Elle avait abandonné ses brillantes études pour le mariage. Reconduite au village, ce fut le retour à la case départ pour elle avec son enfant en plus. C'est alors qu'à son grand dépit, les premiers signes de drépanocytose se développèrent chez sa fille.

À cette époque, cette maladie, communément appelée anémie falciforme ou anémie SS/AS, n'était pratiquement pas connue. Il était donc difficile d'administrer des médicaments appropriés. Les premiers symptômes se manifestèrent sous l'aspect de gonflements sur tout le corps : De très douloureux abcès purulents sur la tête, les mains et les pieds, signes d'une inflammation excessive. Cette série de symptômes appelée "syndrome mains-pieds" peut survenir chez l'enfant anémique à partir de l'âge de 6 mois. Avant, tout nouveau-né est protégé par l'hémoglobine fœtale. La crise peut encore se produire beaucoup plus tard ; cela dépend du degré de la drépanocytose d'un sujet à un autre. Le bambin est tout le temps en pleurs et ressemble à un bébé ballonné. Dans le cas d'Aku, le visage était si tuméfié qu'on voyait à peine ses yeux, son nez et sa bouche.

La mère, faute de moyens, l'avait alors tout d'abord amenée dans divers dispensaires locaux, ne sachant pas très bien à quoi s'en tenir. De multiples incisions furent pratiquées sur les abcès de l'enfant, lui laissant des cicatrices à vie et des déformations des doigts, notamment de l'index gauche tordu suite au sectionnement malencontreux d'un tendon. Après cela, elle alla la présenter au chef spirituel de l'église dans laquelle elle priait. On fit passer à la fillette des rituels à base d'eau bénite et de "terre sainte". Son état ne s'améliora pas, pire, ses jours furent menacés. Au final le père, sous l'insistance et les supplications de certaines personnes de son entourage plia. Il se décida à la récupérer en envoyant un de ses frères, de peur d'avoir la mort de son innocente fille sur la conscience.

SEPT JOURS ENTRE LA VIE ET LA MORT

Le père d'Aku s'était remis en ménage avec une autre femme. Le premier enfant de cette union souffrait également de drépanocytose. Il était suivi à l'hôpital pour enfants de Kalembe Lembe à Lingwala, une des communes de la capitale kinoise. Pendant plus d'une semaine Aku reçut une cure de médicaments prescrits par un pédiatre. Le praticien s'était spécialement déplacé à domicile car il était impossible de transporter la gamine trop fragilisée par la maladie. Son corps frêle qu'on portait avec précaution, emmailloté dans une couverture, n'était que douleur et blessures. Le matin, on l'installait sur un fauteuil de la véranda. Elle gisait ainsi inerte toute la journée, incapable de bouger et d'ingurgiter quoi que ce soit à part de la bouillie et d'autres aliments liquides à base de lait et de mélanges riches en protéines lui servant de repas.

C'est dans cette ambiance que son père ainsi que toute la maisonnée s'étaient mobilisés à son chevet, se demandant si elle survivrait. Ce n'est que le septième jour qu'Aku fut tirée d'affaire. Elle recommençait à jouer comme tout enfant de son âge, sous l'œil vigilant de tous les habitants de la maison, soulagés de la voir sortir de sa torpeur. Cependant, un incident vint perturber les choses : des voisines de la tante maternelle d'Aku où résidait sa mère l'aperçurent et s'empressèrent d'aller lui rapporter la nouvelle. Le lendemain, profitant de l'absence du père de l'enfant, avec la complicité d'une des cousines, nourrice d'Aku et de son frère, la mère, accompagnée d'une de ses sœurs, apporta de la nourriture chez la voisine. Elles gavèrent la fillette de viande. Cela eu pour conséquence une indigestion qui la rendit malade. La colère du père, ayant appris la cause des troubles digestifs de l'enfant, fut telle qu'il interdit formellement toute visite de la famille maternelle.

À L'ÉCOLE

Aku fut tout d'abord inscrite dans une école maternelle où elle se rendait avec les enfants du quartier. Elle était flanquée d'un petit voisin privilégié par son père qui avait pour mission de veiller sur elle et de lui tenir la main durant le trajet vers l'école. La route était en pente ; il fallait traverser avec prudence des routes où circulaient des poids lourds. Le petit voisin s'enquit si bien de sa tâche qu'un jour il rapporta un comportement déplacé de l'instituteur. Celui-ci avait malmené la petite fille. La furie s'empara du père au point que, non seulement il s'empressa d'aller sermonner l'instituteur, mais de plus l'enfant ne remit plus jamais les pieds dans cet établissement.

Aku fut ensuite admise dans un lycée au centre-ville. Elle s'y rendait en transports en commun, accompagnée par un oncle ou une tante, tous deux encore étudiants. Ils oublièrent un jour de la récupérer à la sortie de l'école. Ce fut la pagaille dans la maisonnée entière. Alors que tous se lancèrent à sa recherche, la gamine fatiguée d'attendre se décida de rentrer avec une autre fillette qui effectuait le même trajet. Les deux enfants prirent le bus ensemble et arrivèrent à bon port au grand étonnement de tous. Aku passait pour une étourdie car à 6 ans, elle était frêle, rêveuse et quelque peu maladroite. Il lui arrivait de tomber toute seule alors qu'elle était assise sur le rebord de la haute véranda. Assez appliquée à l'école, à la suite de cet incident, elle gagna le respect de tous. Elle acquit ainsi une certaine indépendance et put se rendre toute seule à l'école. Avec deux ou trois sous en poche, reçus de son père ou de toute autre personne de la maison, elle pouvait acheter des beignets au piment ou des friandises sur le chemin de l'école.

Le français était couramment parlé à la maison avec les parents, mais il y avait également, parmi les quatre langues nationales, le lingala fréquemment utilisé dans la rue et le kikongo, langue maternelle d'Aku, pratiqué en exclusivité au domicile familial. Son frère et elle n'eurent donc pas de mal à s'adapter aux leçons données dans la langue de Molière.

JEUX D'ENFANTS ET FORTIFIANTS

Aku et son frère étaient toujours surveillés de près par l'une ou l'autre membre de la famille. Certains jeux leur étaient formellement interdits car ils étaient considérés comme plus fragiles que les autres, vu leur état de santé due à la drépanocytose. Leur croissance était moins rapide que celle des autres enfants ; ils devaient éviter toute activité trop fatigante. Bien sûr, ils avaient la permission d'aller jouer en dehors de la parcelle dans les rues ensablées avec les autres gamins du quartier. Ils adoraient rouler avec leurs petits vélos chez les voisins ou provoquer le petit chien d'une concession à proximité qui les poursuivait en aboyant. Il y eut un troisième enfant, le benjamin qui, lui, ne souffrait pas de drépanocytose.

On veillait particulièrement à leur alimentation. Ils devaient boire beaucoup, et à la moindre poussée de fièvre, il fallait vite agir. La moindre négligence pouvait leur être fatale. Ils recevaient quotidiennement des médicaments ainsi que des fortifiants naturels censés remédier à la diminution de sang (anémie) assez fréquente chez les drépanocytaires. Ces fortifiants étaient différentes mixtures à base de concentré de tomates et de coca cola ou de lait concentré mélangé avec du sucre caramélisé. Des infusions de plantes à vertus thérapeutiques mais aussi d'autres « potions » inimaginables comptaient parmi les recettes supposées remédier à une anémie.

La fille d'une des sœurs du père d'Aku vint habiter avec eux. Elle était de deux ans son aînée, mais toutes deux se ressemblaient fort. Elle était également drépanocytaire. Il y eut des joies, des pleurs et des rivalités. Elles étaient amenées à partager les mêmes habits, le même lit et la même assiette à l'heure du repas. Cela finissait souvent par des disputes où la petite poursuivait la grande dans toute la maison. Il fut finalement décidé d'accorder à chacune son assiette. La cousine contracta la varicelle et contamina la plus jeune. Il était de coutume de soigner cette maladie en badigeonnant tout le corps d'une plante spéciale pilée et de laisser l'enfant quelques instant au soleil pour que le produit pénètre dans sa peau. L'opération était répétée au cours de la journée et les résultats furent remarquables. Au bout de quelques jours plus aucune tâche sur le corps des fillettes.

À cette époque, les crises ne se manifestaient que dans les rares moments où Aku faisait un trop grand effort physique ou lorsqu'elle ressentait un malaise dû à un retard à l'heure des repas. Elle en ressentait de la fièvre qui disparaissait aussitôt le repas avalé. Un soir, la fillette s'endormit avec un élastique au poignet. Elle se réveilla le lendemain avec un bras enflé et douloureux, l'élastique ayant ralenti la circulation sanguine. En cas de crises, l'alimentation de la gamine était difficile ; il s'en suivait d'abondants vomissements. Pour éveiller son appétit, on lui préparait le plat de sa convenance. Tout le monde sut que la fillette raffolait de sardines à l'huile dans ces moments-là.

DÉPART POUR L'EUROPE

En 1980, le père d'Aku fut parmi les rares personnes à obtenir une bourse d'études pour effectuer sa thèse de doctorat en Belgique. Il partit en premier. Quelques mois plus tard femme et enfants le suivirent. Avant le jour du départ, la mère biologique de la fillette fut invitée à visiter son enfant pour un au revoir, ne sachant pas à quoi s'attendre lorsqu'on effectue un si lointain voyage. Ils prirent l'avion et, au bout de 8 heures de vol, atterrirent à l'aéroport de Zaventem. Ils firent une arrivée surprise à leur père. Celui-ci ne s'attendait pas à les voir débarquer devant la porte de l'appartement de Molembeek St Jean à Bruxelles.

Aku avait six ans et ses frères respectivement trois ans et quelques mois pour le dernier. C'était une nouvelle vie qui commençait. Ils furent tous inscrits à la même école communale. Elle en troisième primaire, le cadet en maternelle et le troisième à la crèche. La grande vitre de la crèche donnait sur la cour de récréation. Elle pouvait apercevoir leur benjamin pendant la récréation. La puéricultrice lui demanda de ne plus agir de la sorte car le petit redoublait de pleurs en voyant sa sœur et demeurait inconsolable.

Aku fit la connaissance de celle qui allait devenir sa meilleure amie d'enfance : Nao. De même nationalité, elle était tout l'opposé d'Aku, courte de taille et un peu plus forte et dynamique. Les deux fillettes devinrent vite très complices. Nao était très protectrice envers son amie et n'hésitait pas à corriger quiconque s'attaquait à elle. Aku allait souvent chez son amie dont la maman les envoyait fréquemment chez son amie et voisine de palier. En voyant débarquer les fillettes, elle s'exclamait à chaque fois : « Hooooo Aku ! Hooooo Nao, comme c'est triste ! Nao tu seras triste quand Aku s'en ira !? » Exclamation dont les fillettes ne comprenaient pas le sens et se disaient toutes deux : « elle doit avoir un problème la tantine d'en haut !! »

Elles ne comprirent que beaucoup plus tard à quoi cette femme faisait allusion. D'autre part le père d'Aku ne voyait pas d'un très bon œil cette amitié, mais cela n'empêcha pas les fillettes de devenir les meilleures amies du monde. Aku et son amie furent séparées ; elles se perdirent de vue à cause des changements d'école, Nao n'ayant pas pu être inscrite à la même école qu'Aku et ses frères. Mais les deux amies se retrouvèrent en secondaire dans la même classe.

Le suivi médical de la fillette et de ses frères était assuré dans une clinique du centre-ville où leur père les emmenait tous les six mois en consultation chez la même pédiatre. Cette dame de grande de taille et très souriante avait un immense pot rempli de sucettes multicolores qu'elle distribuait à ses jeunes patients après la consultation. Ils reçurent aussi tous les vaccins.

Immanquablement, les examens de contrôle révélaient de temps en temps une baisse de sang chez Aku. Le médecin proposait alors une transfusion que le père de la fillette refusait catégoriquement. Il s'engageait personnellement à remédier à la situation. Il était persuadé qu'au bout d'une semaine d'un bon régime alimentaire riche en protéines, l'anémie serait compensée. Les trois enfants étaient soumis à ce régime spécial qu'il se chargeait lui-même de préparer : il fallait boire beaucoup de lait, manger des tomates crues et surtout finir son assiette. Cela n'était pas une mince affaire pour Aku et son frère dont l'alimentation était si difficile qu'ils se retrouvaient au bord du vomissement, sous l'œil et la poigne de fer de leur père qui n'hésitait pas à les sermonner sur le privilège qu'ils avaient par rapport aux enfants qui mourraient de faim en Afrique. La détermination du père se montrait toujours fructueuse. Il évita ainsi plusieurs transfusions à l'enfant.

Chez une personne, le taux d'hémoglobine sanguine est normalement de douze à seize grammes par décilitre, lorsqu'il descend en-dessous de cette marge, c'est l'anémie. Chez les drépanocytaires les globules rouges n'ont pas une longue durée de vie. Ils sont plus sujets à l'anémie pouvant subvenir à la moindre poussée de fièvre. Cela peut leur être fatal. Pour pallier cette anomalie, la plupart des drépanocytaires sont souvent transfusés en plus de l'acide folique qu'ils prennent quotidiennement.

Le parcours scolaire d'Aku et de ses frères se passa sous la vigilance de leur père. Il les encadrait après l'école, surtout la fillette ! Elle révisait ses leçons avec un dictionnaire et toute une panoplie de livres en réponse aux questions qu'elle posait à son père. Les livres et la recherche personnelle venaient en premier. Après seulement, le père apportait les corrections nécessaires. Comme tout professeur qui se respecte, il ne faisait pas le travail à moitié ! La jeune fille devait recorriger le travail jusqu'à ce qu'il soit assez bon, mais jamais assez parfait. Aux yeux du papa professeur, tout était critiquable. Elle s'adapta assez bien aux leçons et prit part à toutes les activités scolaires, bien que moins dynamique que les autres enfants.

PREMIÈRE INTERVENTION CHIRURGICALE

Bousculée par un autre élève à la récréation, elle fut projetée contre un mur et se cogna la main qui gonfla avec un abcès purulent qu'il fallut opérer. Pour ce faire, le médecin proposa que la fillette soit hospitalisée et subisse une anesthésie générale afin qu'elle ne souffrît pas de l'intervention et évitât ainsi le traumatisme émotionnel, mais son père demanda une autre option. On lui proposa que l'opération se fasse en un jour par anesthésie locale, ce que le père accepta au grand malheur de la fillette. Non seulement elle fut traumatisée par la vue du déroulement de l'opération, mais de plus, elle en ressentit toute la douleur. Par chance, cela ne dura pas trop longtemps. Le jour même, elle regagna la maison la main bandée.

EN CLASSE VERTE

Le premier voyage arriva par une classe verte en quatrième primaire qu'Aku faillit manquer. Malade à une semaine du départ, elle ne voulut le manquer pour rien au monde. Elle se rétablit la veille du voyage. Un détail faillit perturber les préparatifs du voyage : à neuf ans, la fillette n'était pas encore propre au lit. Ses parents la taquinèrent en préparant sa valise du fait que les autres enfants allaient bien se moquer d'elle en découvrant des Pampers tout au fond de sa valise. Le voyage se déroula bien. Ils logèrent au domaine d'Hélécine dans la province de Liège. Pour elle, c'était un château en plein milieu de la nature. Ils étudièrent en découvrant la nature, les rivières, mais aussi le travail collectif. La vaisselle, la préparation des tables pour les repas suivants... ces tâches furent réparties entre les différents groupes d'élèves des classes participant au séjour. Elles dormaient à six par chambre.

Certains élèves pour une première nuit loin de leurs parents eurent le cafard, mais ce ne fut pas le cas d'Aku trop contente de cette première expérience loin de sa famille. À son grand étonnement, elle n'eut pas à se servir des couches qu'elle prenait bien soin de laisser cachées au fond de sa valise. Elle était toute fière à son retour de les montrer inutilisées à ses parents. Elle avait définitivement arrêté de mouiller son lit.

Le deuxième voyage se passa moins bien car la villa dans laquelle son frère et elle, étaient partis en colonie pendant les vacances se situait au milieu des bois à Spa. C'était la villa Meyerbeer où la fillette s'était pourtant bien plu. Le cadet encore trop petit resta à la maison. Tous les matins pour le signal du réveil et d'autres appels retentissait la mélodie de « la panthère rose ». Une prolifération de moustiques rendit beaucoup d'enfants malades, y compris la fillette.

Affaiblie par des vomissements trop importants et fébrile, elle dut être évacuée. Un vieux monsieur vint la chercher en voiture pour la reconduire à Bruxelles. Ils roulèrent jusqu'à la clinique dans laquelle ses frères et elle étaient suivis afin de l'y hospitaliser.

Ce fut sa première hospitalisation. Elle avait sa chambre à elle. Les autres chambres entouraient une grande aire de jeux servant également de salle à manger. D'autres enfants dont deux petits bouts d'origine magrébine s'y trouvaient. Aku les vit souvent défiler dans sa chambre sachant à coup sûr qu'ils y trouveraient des bonbons. Ils n'hésitaient pas à en chaparder en cas d'absence de la fillette partie en examen et qui aurait commis l'erreur de laisser un paquet à découvert. Ses parents venaient régulièrement lui rendre visite. Elle était si fine et petite à côté de son père au point que chaque fois que celui-ci s'en allait après la visite, les infirmières se précipitaient pour lui demander s'il était bien son papa. Comparé à elle, il paraissait titanesque et fort de taille sous son grand imperméable.

Lorsqu'elle se sentit mieux son père vint la chercher le jour de sa sortie et l'emmena au parc d'attraction Méli. Elle put avoir un bracelet lui donnant accès à tous les jeux. Elle y croisa une autre petite fille blonde qui errait d'une attraction à une autre en solitaire tout comme elle. Au final elles finirent par sympathiser et coururent main dans la main, riant et hurlant en cœur d'un jeu à un autre. Le père d'Aku les suivaient à distances avec tous les bagages qui n'avaient pas encore été ramené à la maison depuis la colonie. Arriva l'heure de rentrer, la fillette dit au revoir à son amie de jeu qui resta seule au parc. Contente et repu de cette rare journée de bonheur, elle suivi son père le cœur léger.

D'autres manifestations de jeunesse, les weekends avec les catéchumènes de l'église et des vacances à la mer furent offerts à Aku par un membre anonyme de l'église protestante dans laquelle ils priaient. Elle y prit part dès ses quatorze ans. La petite famille fit la connaissance de vieilles jumelles, celles-ci prirent la jeune fille et ses frères en affection. Les vieilles dames les assistèrent beaucoup. Au départ craintive Aku commença à apprécier plus que tous ces moments loin du domicile familial.

LE PROF DE GYM

En cinquième année tout se passait au mieux lorsqu'un nouveau professeur de gymnastique fit son apparition. Ce professeur était d'une forte carrure et faisait preuve d'une rudesse envers les élèves qui n'étaient encore que des enfants. Il shootait les balles de football sur les élèves comme s'il eut s'agit d'adultes semblable à lui. En cours de natation il faillit laisser se noyer plusieurs élèves s'il n'eut été l'intervention d'un autre élève. Ce professeur terrifiait les élèves mais personne ne put se plaindre car qui croirait aux propos d'un enfant. Aku en eut aussi pour son compte, un jour elle reçut une balle en pleine figure et failli fondre en larme.

Le pire arriva lors d'un cours de natation, alors que le professeur hors de l'eau les obligeait à plonger du haut des blocs, dans la grande profondeur. Beaucoup d'élèves ne savaient pourtant pas nager, ce professeur feignait de leur tendre la perche qu'il retirait aussitôt en criant « nage mais nage !! ». La fillette par peur de couler plongea trop près du bord et se cogna le coude sur le rebord sans compter qu'elle faillit se noyer ne sachant pas nager. A la fin du cours elle avait le bras paralysé avec un coude enflé et douloureux. Une autre élève aussi se noyait après avoir plongé, debout sur le rebord de la piscine le prof lui hurlait de nager. N'eut été l'intervention d'un élève d'un autre groupe elle aurait certainement bu la tasse.

Mais le prof de gym faisait passer ses bavures par la rigolade et la plaisanterie. Aku cacha ces faits à son père et se contenta de dire qu'elle s'était cognée à la piscine. Au final elle n'apprit pas à nager. Il circula parmi les autres profs beaucoup de plainte sur le prof de gym. Il fut finalement remercié mais revint de temps en temps dire un bonjour en passant.

PUBERTE RETARDEE

Au fil du temps se présentèrent aussi les situations difficiles que la jeune fille devait appréhender, telle la puberté et tous les changements qu'elle comportait. En effet, alors que les autres élèves arboraient déjà des formes très féminines, la jeune fille bien que grande et mince était bel et bien plate.

Le jeudi jour d'éducation physique, la tenue vestimentaire exigée était un t-shirt blanc et un collant noir. Alors que dans les vestiaires les autres se déshabillaient pour enfiler leur tenu par-dessus des dessous très excentriques. Soutiens gorges, gaines ou body se mesuraient fièrement sur des poitrines naissante et déjà généreuse. Pour ne pas avoir à surmonter les regards curieux des autres filles qui on aurait dit se défiaient du regard d'avoir les plus belles formes ou les plus beaux dessous qu'elle n'avait pas, Aku avait préalablement enfilé sa tenue de gymnastique sous ses habits et son jeans depuis la maison.

Elle avait adopté un style vestimentaire classique plutôt garçon manqué tendant au camouflage de son corps. Style influencé par son père qui lui répétait sans cesse qu'elle était trop maigre. Par conséquent elle cachait son corps dans des vêtements amples et difformes. Leur père veillait lors des achats de nouveaux habits à diriger le choix vestimentaire de ses enfants vers le classique correcte. La jeune fille en garda longtemps un réel complexe vis-à-vis de son corps.

Elle faisait aussi du sport tel le volley bal, le basquet ou tout autre compétition, même si elle était plus lente que les autres. Lors d'un match, elle intercepta une balle servie par une autre élève de leur classe, celle-ci était connue pour ses services canons que personne n'arrivait à arrêter. A l'instant Aku en ressenti comme une décharge électrique qui lui traversa la main droite mais elle n'y prêta pas attention. En fin de journée pourtant sa main anciennement déjà touchée se mit à enfler. Elle n'en dormit pas de la nuit et du de nouveau passer en chirurgie pour un abcès qu'il fallut opérer, une incision fut pratiquée sur l'ancienne cicatrice. Elle passa ses examens à l'oral, l'école prit en charge les frais médicaux.

Malgré son retard pubère la jeune elle n'en étais pas moins jolie. Son voisin de classe, le plus beau et le premier de la classe que toutes les filles surtout une en particulière convoitaient, n'avait d'yeux que pour elle. Sous le regard sévère et protectrice de Nao. Les deux amies s'étaient retrouvées dans la même classe en première secondaire. A 13 -14 ans elles étaient encore loin d'imaginer l'amour ou même concevoir de sortir avec un garçon. Autour d'elles il y avait quelques rares couples qui se formaient parmi les élèves. Elles s'étaient dites d'un commun accord que si un garçon les embrassait, elles se laveraient la bouche à fond à l'eau de javel ! Les jeunes filles se lièrent d'amitié avec quelques élèves arabes dont une qui les invita souvent. Elles apprirent ainsi l'existence et les us et coutume d'autre pays. Quelques fois conviées à l'une ou l'autre manifestation familiale, anniversaire, mariage.

La première année leur permit d'avoir des cours de dessin scientifique, de technologie. Les élèves eurent à fabriquer des objets en bois tels des abats jours, des étagères à casiers ou encore une table avec les tabourets pour les plus téméraires. Ils apprirent aussi le néerlandais et d'autres branches. Ce fut une année réussie. Aku était très appliquée et adorait les deux heures de technologie et de dessin scientifique où ils apprenaient différentes techniques de dessin et de calligraphie. Cependant la jeune fille du reprendre la deuxième année et se vit de nouveau séparée de sa copine Nao qu'elle ne voyait plus qu'occasionnellement à la récréation ou bien après les cours. Elle manqua ainsi l'occasion d'aller voir le mur de Berlin par un voyage scolaire organisé pour les troisièmes et quatrièmes années en Allemagne.

CONFLIT DE VOISINAGE

Le cercle d'amies s'agrandit un peu dans le quartier avec quelques jeunes filles des blocs voisins avec qui Aku et ses frères avaient fait connaissance, ils pouvaient se joindre à eux pour aller jouer quand leur père le leur permettait. Ils avaient aménagé dans un autre quartier proche de la chaussée de Gand. Le petit frère d'Aku flanqué de ses amis turcs avaient pour habitude de jouer dans les petits jardins composant le décor à l'entrée de l'immeuble.

Une dame habitant le cinquième étage ayant remarqué ces jeux, pris l'habitude de menacer les enfants jusqu'à proférer des injures raciales à l'encontre exclusif du petit frère d'Aku en ces termes : « ...sauvage rentre dans ton pays... !» et plus d'une fois elle vociférait des menaces à l'encontre du groupe d'enfants, allant jusqu'à leur balancer on ne sait quel liquide du haut de sa fenêtre. Cette dame prétextait que les enfants dérangeaient et que les jeux étaient interdits aux alentours du bloc d'immeubles.

La jeune fille rapporta les faits de cette dame à leur père, celui-ci sans attendre une minute de plus prit les enfants et alla toquer à la porte de la dame. Prise de panique, la vieille dame entrouvrit sa porte bloquée par une chainette de sécurité. Le père d'Aku lui demanda d'ouvrir car il avait juste deux mots à lui dire, la petite dame d'un certain âge terrorisée par la taille colossale de leur père finit par ouvrir la porte et reçu une leçon d'histoire de depuis la colonisation à nos jours. Il finit en ajoutant que ni lui ni ses enfants dont il veillait de près à l'éducation, bien nourrit et habillés n'étaient des sauvages. La dame s'en rappellerait encore longtemps car au grand étonnement de la petite famille, elle changea vite d'attitude. Un jour où les enfants ayant oublié la clef trainaient dehors après l'école dans l'attente de leur mère, la dame descendit avec un cake et du jus d'orange pour eux, ceux-ci encore méfiants attendirent l'arrivé de leur mère pour y gouter mais la vieille dame avait bel et bien changé.

PAPA PROFESSEUR

Chez eux on pouvait entendre voler les mouches tant il régnait une discipline de fer. Leur père dont le crédo : « moi je ne montre pas les dents aux enfants ! » disait tout, n'était pas du genre à manifester une quelconque tendresse à ses enfants. En préparation de sa thèse de doctorat, il avait la liberté de travailler à domicile et passait son temps à lire sur la grande table du salon lui servant de bureau. Ainsi il exigeait le silence et le calme ne supportant pas les cris et les pleurs d'enfants.

Alors qu'Aku pouvait de temps en temps être admise chez ses amies, leur père ne tolérait presque pas de visite ni de bruit à la maison. Même leur cadet pourtant de nature turbulente n'échappait pas à cette règle. En présence du paternel, celui-ci avait instauré un programme et une grille horaire bien précis. Cela allait du temps que la fillette et ses frères mettaient de la sortie de l'école pour arriver à la maison à leur couché. Le repas déjà préparé, les devoirs et un moment de répits pour regarder Club Dorothée à la télévision jusqu'aux alentours de 20 heure, heure à laquelle ils devaient être au lit. A part le cas exceptionnel d'un programme familial allant jusque 21heure, il ne faillit jamais à cette règle.

Il ne tolérait aucun mauvais rapport dans le cahier de communication ou encore des mauvaises notes. Pour y palier il n'hésitait pas à infliger une correction à coups de latte administrés sur les paumes des mains, respectif des nombres de fautes commis. Aku et leur cadet en eurent souvent droit sauf le second qui y échappait, il était très appliqué c'est vrai mais comme tout autre enfant, il était querelleur et taquin. Cependant les parents ne levaient presque jamais la main sur lui, au contraire c'était le chouchou à qui leur mère ne refusait aucun caprice. Leur mère le couvait de tout son amour allant jusqu'à presque négliger le cadet. Son cœur de mère avait inconsciemment choisi l'enfant le plus faible pour qui elle était prête à tout pour le voir en bonne santé et heureux. En fin de compte les enfants s'arrangèrent pour faire disparaitre cet outil de torture. La latte en bois de 60 cm disparut au détour de la grande armoire du salon. Là où personne n'irait la chercher, l'armoire bien trop lourde à déplacer.

Un ami de leur père venait souvent chez eux, il passait en soirée et avait l'art de couper court à la joie des enfants. On aurait dit qu'il se faisait une joie de venir les perturber. Installé à califourchon devant la télé, ils s'entendaient interpellé par ce papa qui les appelait : « mes amis ! », il leur posait alors la question fatale : « avez-vous fait vos devoirs ?». Les conséquences de cette question ne se faisaient pas attendre, leur père les envoyait faire leurs devoirs même si la chose eut déjà été faite. Ce papa avait des enfants dont des filles, l'ainé s'appelait Nzola. Les enfants se lièrent d'amitié avec Aku. Elles se trouvèrent beaucoup de point commun comme la sévérité et les punitions de leurs pères respectif, cependant le père des autres filles lui excellait dans l'art de la correction à la ceinture.

Quelques fois après qu'Aku eu reçu une correction, elle en avait des bleus que les autres enfants en classe ne pouvaient remarquer. La plupart des élèves étaient soit européens soit d'autres origine, pour eux tous les noirs se ressemblaient. Seule Nao pouvait remarquer les traces et comprenait immédiatement.

LES AMIS DE LA FAMILLE

Quelques personnes avaient le privilège d'être reçu à la maison telle la tante Tienne, un petit bout de femme adorable, douce et toujours souriante. Mariée à un belge elle avait deux petits métis que Aku gardait de temps en temps. Tante Tienne cousine à leur mère habitait non loin de chez eux et était toujours de bon conseil envers leur mère. Elle dit à sa sœur d'élever les trois enfants sur le même pied d'égalité. Mais rare sont les femmes qui prennent les enfants de leurs rivales avec bienveillance, elles projettent alors toute jalousie et haine d'une rivale qui n'est plus sur des enfants innocents.

A part pour quelques anniversaires qu'ils fêtaient ensemble, Aku et son frère ayant des dates d'anniversaires à intervalles de deux jours, les rares visites de Nao que leur père n'appréciait pas, il n'y avait de visite ni pour les enfants ni pour leur mère. Par contre il arrivait que leur père les emmène faire une promenade au parc d'attraction ou encore en visite dans d'autres villes comme par journée « train-tram-bus ». Cette journée donnait l'occasion de se déplacer dans toute la Belgique avec un seul ticket. Une journée durant laquelle il prenait de nombreuses photos d'eux. Ils partaient à la découverte de l'une ou l'autre ville.

Il les emmenait aussi chez des amis et connaissance qui s'empressaient de proposer de la nourriture aux enfants, ceux-ci avaient machinalement le réflexe de chercher dans le regard de leur père une quelconque approbation ou désapprobation. D'un signe de tête discret il leur intimait souvent le refus. Quand il leur donnait son accord, les enfants s'exécutaient sans dire mot. Tout passait par le regard, c'était un code entre lui et ses enfants.

Les grandes vacances étaient propices aux nombreuses festivités d'été comme des baptêmes ou autres mariages auxquelles la petite famille était conviée. Pour pareils événements les organisateurs louaient une salle. Ces occasions regroupaient une grande communauté congolaise, aillant lieu par beau temps, c'étaient des retrouvailles et beaucoup de liens se tissaient aussi. Ainsi Aku fit la connaissance d'autres jeunes de son âge ou beaucoup plus âgées dont une famille de quatre sœurs avec qui elle apprit les coquetteries féminines, comme aller se refaire une beauté dans les toilettes où se répandaient les derniers potins du cercle des familles amies.

Le père d'Aku n'était pas très partant pour ces manifestations dont il ne voyait pas l'utilité. De plus il prônait l'ordre et la ponctualité. Lorsqu'il était mentionné vingt heures pour le début de la fête sur l'invitation, il arrivait à vingt heure précise. Pourtant fort est de constater que les africains n'ont pas toujours la notions de la ponctualité. La salle se remplissait à partir de 22 heures, les mariés s'il eut s'agis d'un mariage, arrivaient à minuit, la manifestation prenait fin vers 5 heure du matin. Choses que ne tolérait pas le père de la jeune fille. Il avait la patience d'attendre l'entrée des mariés pour leur remettre leur cadeau puis rappelait sa troupe et rentrait chez lui. Dans les pires des cas le sommeil le gagnait, il somnolait sur sa chaise, même installé à côté d'un baffle géant crachant une musique à vous rendre sourd. A contre cœur la jeune fille, leur mère et ses frères suivaient le père. Ils avaient beau se donner des consignes, de se tenir éloigné du rayon visuel du père, leur cadet réussissait à faire échouer leurs précautions. Ils étaient alors contraints de suivre leur père sans broncher.

N'étant pas très démonstratif de signe affectueux, la jeune fille surprit son père faire son mea-culpa au pied de son lit, la croyant endormi. Après des scènes de réprimandes ; la fillette en pleurs lui avait alors reproché son manque d'amour. Cela ne changea en rien son comportement bien sûr mais dans les jours qui suivaient il s'empressait juste de leur rapporter des gâteries ou un jouet. C'était sa façon à lui d'avoir bonne conscience. Il ne s'excusa jamais de sa rudesse, d'après lui c'était pour le bien des enfants. Pour parfaire l'éducation de sa fille, leur père qui était le plus présent au domicile, lui avait appris à préparer, à repasser, passer l'aspirateur, en somme la tenue correcte de la maison. Leur mère devait sortir très tôt le matin pour une journée de ménage d'où elle ne rentrait que tardivement le soir et fatigué. Elle et ses frères reçurent le baptême à l'église protestante du botanique après avoir suivi le catéchisme.

A L'ECOLE AVEC 39° DE FIEVRE

Aku fut un jour obligé d'aller à l'école alors qu'elle avait 39 ° de fièvre, leur père ne lui aurait jamais permis de rater un seul jour d'école. Il lui remit des comprimés avec des recommandations des heures auxquelles elle devait les prendre. Il lui répéta surtout de ne pas aller pleurnicher en classe devant le prof. La jeune fille arriva tremblant de tous ses membres en classe, elle demanda les manteaux de ses camarades de classe dont elle se couvrit mais rien n'y fit. Le prof lui dit de rentrer à la maison car manifestement ça n'allait pas, mais la jeune fille était trop terrorisée à la seule idée de devoir affronter son père. Imaginant le sermon qu'il lui administrerait, elle refusa catégoriquement.

Vers 10 heures pourtant le prof l'envoya à l'infirmerie, la directrice de discipline téléphona immédiatement au père d'Aku, celui-ci fut convoqué. On lui recommanda de garder la jeune fille à la maison jusqu'à total rétablissement. Elle devait garder le lit avait alors dit la femme. A peine arrivé sur le trottoir, leur père qui avait écouté très calmement et s'était montrer complaisant aux recommandations de la directrice, se mit à sermonner la jeune fille.

Il ne criait jamais, il persifflait, s'indignant qu'elle ait pu pleurnicher pour qu'on la renvoie à la maison. Au domicile ce n'est pas le lit qui l'attendait mais une place en face de son père sur la table d'étude. Comme à l'école, leur père lui donna des matières à revoir tous les jours jusqu'à son rétablissement.

Alors âgée de quatorze ans, elle se préparait à partir en colonie de vacance à la côte belge. Son père lui offrit un petit livre de poche lui recommandant de le lire du début à la fin et non de juste s'arrêter sur les différents dessins y figurant. Il s'agissait d'un livre sur le développement du corps humains, une manière pour lui de parfaire l'éducation sexuelle de la jeune fille et de lui faire prendre conscience qu'elle était arrivée à l'âge de la transition et qu'elle devait se protéger afin d'instaurer la confiance car il ne serait pas près d'elle pour contrôler ses agissements lui avait-il dit. Chez les africains parler de la sexualité à ses enfants était une chose taboue.

LES JOLI COLONIES DE VACANCES

Pour ses colonies de vacances la jeune fille avait choisi la côte belge au froid d'une station de ski. Elle passa ses colos à Oostduinkerke, au Home Emile Vandervelde. Les vacances offertes par une personne anonyme de l'église comptaient pâques et pendant une à deux quinzaines des grandes vacances. Deux grands autocars conduisaient le groupe d'ados de 14 à 17 ans, de Bruxelles à la cote belge.

Le home était composé de deux grandes bâtisses entourées de dunes, un terrain de basquet séparait les bâtisses hautes d'un étage. Il y avait non loin du home un camping avec une boutique et la plage était à 500 m. L'un des bâtiments était le dortoir. A la première colonie, les filles occupaient le rez-de-chaussée et les garçons étaient installé à l'étage dans des chambres de deux à quatre personnes. Un jour un rodeur s'approcha de trop près du bâtiment, un jeune homme qui exhiba son sexe devant la fenêtre d'une vacancière. Les moniteurs et les garçons alertés par les cris des filles prirent en chasse l'inconnu mais ils ne purent l'attraper. Il y eut plus de peur que de mal et dès le soir même les filles occupèrent l'étage et les garçons le rez-de-chaussée.

Le deuxième bâtiment servait de réfectoire pour les petits déjeuner et le souper du soir. Les repas de midi étaient servis dans l'un des bâtiments de la colonie voisine qui abritait les plus petits de 7 à 13 ans. Dans ce second bâtiment il y avait également deux salles dont une grande qui servait de salle de rassemblement et de réalisation d'activités de salle, la deuxième plus petite servait de salle de soirée, on y faisait le soir venu, après la douche, des activités du soir. C'étaient des vacances sportives, jeux et manifestations divers comme des soirées à thèmes y étaient pratiqués pour finir par une soirée dansante. La salle était aussi équipée pour donner une sphère « boite de nuit ».

Aku fit la connaissance de deux jolies métisses plus âgées, elles l'adoptèrent dès le premier contact et avaient constamment un œil sur elle comme sur une petite sœur. L'une d'elles, Nathalie avait des origines algériennes, elle fumait et avait une forte personnalité. L'autre Agathe avait des origines congolaises, elle était très féminine et s'essayait dans le mannequinat. Les deux jeunes filles partageaient la même chambre qui donnait des tons d'Afrique car Agathe arborait de temps en temps un pagne nonchalamment noué autour de sa fine taille comme au bled se disait alors Aku. Un après-midi elle fit l'erreur de prendre une cigarette et de la mettre en bouche, elle fut tellement sermonnée qu'elle ne fut pas priée de retenter l'expérience.

C'étaient des vacances quelques peu sportives avec des jeux, des tournois ou des promenades mais aussi des temps libres et des soirées détentes et à thèmes. Les jeunes qui y prenaient part étaient pour la plupart européens, il pouvait y avoir un vacancier d'origine magrébine et deux ou trois africains. Il y avait un groupe de jeunes qui venait d'un milieu social plus élevé et ne manquaient pas de le faire voir. Ils étaient différents des autres ça se voyait à leur coupe de cheveux mais aussi par leurs habits, ils arboraient les « doc Martens » très à la mode en ce temps, on les surnommait les « péteux ».

Par-dessus tout il naquit une certaine rivalité pour ne pas dire une guerre entre ces péteux d'une part et Nathalie, Agathe et Aku visées par des attaques raciales de la part des premières cités. Au cours d'un jeu de piste nocturne dans les dunes voisines au home, les choses prirent une telle ampleur que cela parvint aux oreilles des moniteurs. Les deux groupes durent faire la paix au risque d'une sanction, au final les choses s'arrangèrent car ils finirent par s'apprécier les uns les autres.

La jeune fille adorait les promenades sur la digue et les boutiques qui longeaient cette grande rue au bord de la plage. Il était rare de croiser un africain et souvent les promeneurs se retournaient avec curiosité à son passage. Une vieille dame s'osa même à toucher ses mèches par derrière, la jeune fille s'étant retournée, la vieille dame s'exclama : » n'ayez pas peur, je trouve votre coiffure magnifique !

Ce sont vos cheveux ? », la jeune fille se lançait alors pour la énième fois dans des explications sur sa coiffure.

Lors d'une de ces colonies pendant lesquels elle doubla la quinzaine au mois de juillet, elle oublia l'acide folique qu'elle prenait tous les jours pour son anémie à la maison, leur père se chargea de les lui envoyer en vrac dans une enveloppe par la poste. A la distribution des courriers les moniteurs ne manquèrent pas de taquiner la jeune fille sur le contenu de l'enveloppe. Elle ne connut pas de crise sauf quelques malaises passagers qui furent vite soulagé par la prise de médicaments et une journée de repos. Bien que Plus lente que les autres, elle prit part à toutes les activités sportives.

Elle fit parti d'un groupe de quatre filles dont une belge, une chinoise adoptée par une famille belge et une autre jeune fille d'origine arabe, il naquit une belle amitié entre elles. Les autres veillait sur elle a en détecter la moindre fatigue. Ce fut le cas un jour où la jeune fille ne se réveilla pas très en forme, en fin de matinée elles décidèrent de l'emmener faire un tour sur la digue alors qu'il y avait un vent violent. Elles prétextèrent que cela lui ferait un grand bien. Envers et contre les protestations d'Aku, les autres l'habillèrent et elles prirent la route de la digue à 500 m. Les abords de la digue où soufflait un vent qui soulevait le sable étaient déserté. Malgré ça elles bravèrent ce vent encadrant toutes les trois Aku l'une se plaçant par moment de grosse bourrasque devant elle afin qu'elle ne souffrît pas des poussières emportées par le vent. Bientôt elles et parvinrent à une desserte où elles s'installèrent pour savourer un bon chocolat chaud riant aux éclats de leurs aventures. Lorsqu'elles regagnèrent la colonie Aku avait meilleure mine à la grande joie de ses copines fières de leur initiative.

Les frères d'Aku furent une fois inscrit, elle pouvait les voir à l'heure de midi ainsi qu'une autre vacancière ruandaise dont le frère et la sœur s'y trouvaient également. Ses frères ne se plurent pas beaucoup. Les vieilles jumelles en vacances non loin à la côte sachant que les trois enfants se trouvaient là, apportèrent un grand sac de bonbons et autres friandises. La jeune fille prit sa part et apporta le reste à ses frères ne sachant pas que le contenu du sac découvert par une monitrice serait partagé entre tous les enfants du dortoir. Elle retrouvait ainsi son frère au bord des larmes réclamant le retour au domicile familial. Le cadet de nature turbulente lui ressemblait à un casanier, lui par contre ne se plaignait pas.

DERNIERES VACANCES AVANT RETOUR AU PAYS

Les dernières vacances auxquelles la jeune fille prit part à seize ans furent des plus mouvementés et riches en émotions. Elle retrouvait ainsi avec plaisir quelques visages familier parmi les moniteurs et les vacanciers.

Les ados avec la métamorphose pubère avaient déjà bien muri, en particulier le beau gosse de toute la colonie. Tout comme la jeune fille, Olivier revenait chaque année. Depuis le début des colonies il avait manifesté beaucoup d'intérêt à Aku mais celle-ci était encore loin de pouvoir être réceptive à toute manifestation sentimentale. Encore trop immature dans le corps comme dans la tête elle ne se voyait pas sortir avec un garçon ni même flirter. Pourtant au cours de cette colonie elle ne fut pas insensible à la transformation du jeune garçon après qui toutes les filles roucoulaient.

Ce fut l'année de son premier flirt avec ce garçon. Si on put appeler ça flirt. Le premier baisé presque forcé, lui avait donné envie de recracher toute la salive de sa bouche jusqu'à la dernière goute. Ils avaient un peu plus de temps libre aussi, beaucoup de couples sortaient alors en boite. Aku ne put franchir la porte d'une boite, son visage d'enfant ne lui permit même pas de pouvoir tricher avec du maquillage comme le faisaient certaines filles.

Cette année-là leur père se montra moins sévère pendant les vacances. La jeune fille et ses frères ne savaient pas encore que ce serai leurs dernières vacances en Europe. Pendant ces vacances, le frère d'Aku drépanocytaire eu une grosse grippe que leur mère voulu soigner par un bain de vapeurs. Cela consistait à recouvrir d'une couverture le malade penché au-dessus d'une bassine d'eau chaude mêlée d'une infusion de plantes ou de vicks. La bouilloire d'eau chaude que tenait la mère glissa de ses mains et se renversa sur le pied de l'enfant. Heureusement le père était présent, au-delà des cris et des pleurs il eut comme tout homme le réflexe de prendre l'enfant et de vite le conduire aux urgences. Affublé d'une mère en larmes en proie à une crise nerveuse et se culpabilisant. L'enfant eut une brulure de premier degré au pied, il fut hospitalisé et du porter des pansements un très long moment.

Leur mère chérissait son fils malade plus que celui en bonne santé pourtant le cadet. Comme quasi toute femme ayant dû recueillir l'enfant d'une autre, les rapports entre la jeune fille et leur mère n'étaient pas au beau fixe. Rare sont les femmes qui élèvent les enfants d'une rivale comme leur propre enfant, elle privilégiait ses propres enfants. Les tensions survenaient après une dispute entre elle et ses frères. La maladresse de la fillette lui valait aussi des remontrances de la part de leur mère. Elle allait alors s'enfermer dans la chambre qu'elle partageait avec ses frères jusqu'au retour de leur père.

Lorsque le père rentrait il avait pour premier réflexe de faire appeler la fillette et lui demander si elle avait mangé. Au début intimé par le regard menaçant de leur mère, Aku hochait de la tête et se contentait des gâteaux rapportés par leur père comme seul repas de ces jours. La fillette se révolta le jour où leur mère leva la main sur elle avec une chaussure pour une maladresse par le casse d'une assiette. Cette fois-là, au retour de leur père, elle ne cacha pas être resté affamée. Leur père lui dit de se mettre à table pour partager son repas. Elle mangea sous le regard fulminant de leur mère. Le lendemain après avoir entendu de la bouche sa fille les détails des mauvais agissements de sa femme, leur père lui dit juste de ne jamais manquer de respect à leur mère. Dès ce jour Aku eu sa propre clef, à douze ans elle eut la permission de sortir faire un tour au cas où les choses s'envenimaient entre elle et leur mère.

Les disputes étaient fréquentes entre leurs parents, disputent qui se terminaient en bagarre. Leur mère n'avait pas froid aux yeux, elle serrait les poings pour se battre contre son mari. Ces combats de catch auquel mettait quelques fois terme leur cadet qui venait s'accrocher aux jambes de leur père criant ; « papa ne fait pas de mal à maman ! ».

Deux ou trois fois leur mère fit un court séjour au pays. Femme commerçante, elle avait une parcelle occupée par ses frères et ses neveux. A son retour de voyage, étant passé chez sa belle-famille, elle fit rapport à son mari des agissements de ses frères. En effet pendant qu'il s'époumonait au travail pour envoyer des sous au pays, ses frères n'en faisaient pas bon usage. Toutes ses ressources envoyées afin de parachever la grande villa devant les accueillir à leur retour au pays étaient consommé sans modération par les siens. Rien de ce qui avait été prévu n'avait été exécuté. Le père ne voulut rien entendre, pour lui ses frères avaient trop de respect pour lui et ne pourraient jamais lui porter préjudice. N'était-il pas l'ainé de la famille, personne ne pouvait le contredire.

Un jour l'inévitable arriva, la mère partie un matin et ne revint pas. La veille une femme congolaise se présenta devant leur immeuble où les enfants jouaient, leur père revenait d'une course. Cette femme était à la recherche d'une femme congolaise qui devait voyager le lendemain pour le pays afin de lui remettre du courrier. Dans l'immeuble il n'y avait que deux familles de congolais, celle d'Aku et un jeune couple. C'est ainsi que Aku et son père apprirent le voyage impromptu préparé en douce par sa femme.

PROPOSITION D'ADOPTION

LE RETOUR AU PAYS

Les années d'études du père ainsi que son visa d'études couvrant sa famille étaient arrivées à terme. Un matin d'octobre il leur annonça qu'ils n'auraient plus à aller à l'école en vue de la préparation de leur voyage de retour au pays. Aku avait déjà soufflé mot du voyage à sa meilleure amie Nao, aux enfants du quartier et aux autres élèves de sa classe de quatrième scientifique. Lorsqu'elle leur apprit qu'elle ne viendrait plus, quasi tous les élèves des deux classes la supplièrent de finir au moins la semaine. En réalité ils s'étaient tous mobilisé pour organiser une petite fête d'adieu à la jeune fille. Ils lui avaient acheté des cadeaux d'au revoir, cela se passa dans les étreintes et les larmes. Même les garçons témoignèrent beaucoup de gentillesse à la jeune fille ainsi que certains professeurs ayant appris le retour au pays de leur élève.

La mère d'une amie belge rencontrée en colonie de vacance et dont les liens s'étaient tissés entre Aku et toute la famille se présenta chez le père de la jeune fille. Elle vint lui proposer l'adoption d'Aku afin qu'elle puisse rester en Belgique, mais le père ne put se résigner à laisser son enfant seule. A moins d'une autre solution mise à part l'adoption, solution qui n'existait pas. La femme essaya de convaincre le père que par l'adoption Aku bénéficierai de tous ses droits avant même sa majorité qui était à l'époque 18 ans. Deux ans plus tard elle pourrait avoir son indépendance, elle n'en oublierait pas pour autant sa famille à qui elle aurai librement rendu visite. Mais il n'en fut rien, leur père refusa cette offre inouïe pour sa fille. C'est donc le cœur chargé d'amertume que la jeune fille du suivre son père et retourner au pays avec sa famille.

LE VOYAGE EN MER A BORD DU KANANGA

Le voyage se fit en bateau, le départ était programmé au port d'Anvers. Aku embarqua le cœur rongé de tristesse que les mots de consolation de leur père en termes de retrouvaille avec une grande famille n'arrivèrent pas à égayer. Elle ne connaissait pas cette famille, des bribes de souvenir sans plus lui revenaient de quelques visages. Elle avait grandi et fait des amis en Belgique, elle ne pouvait pas partager la joie de leur père. Pour eux c'était une terre inconnue.

Dans la cabine voisine une femme faisait le voyage avec un petit bonhomme de deux ans. Au premier contact le bambin vint s'accrocher aux jambes de la jeune fille, elle le vit au travers de ses yeux embués de larmes contenues qu'elle essuya vite pour porter le petit bout. Ce petit réclamait toute son attention et fut un bon diversement pour éloigner Aku de sa mélancolie. La jeune fille et ses frères se disputaient pour pouvoir s'en occuper tant il était adorable, il s'attacha tellement à la jeune fille et ses frères qu'au moment du coucher c'était une déchirure à coups de pleurs que la mère de l'enfant avait peine à calmer. Ce fut ainsi tout au long du voyage.

Par précaution leur père avait préparé une trousse médicale pour les deux ainés fragiles craignant une crise à cause du voyage en mer. Le voyage devait durer deux semaines. Contre toute attente le sort choisit le cadet, le mal de mer le frappa de plein fouet une nuit d'orage. Heureusement la tempête ainsi que le mal ne durèrent qu'une nuit. Du reste le voyage se passa paisiblement entre les escales aux Iles Canaries au Tenerife, les promenades sur le pont et les dîners fort copieux. Jusqu'au débarquement de tous les passagers européens aux îles canaries. Les baignades dans la piscine remplie à l'eau de mer salée pour occuper Aku, ses frères et les quelques rares passagers étant de la partie. En quittant le port d'Anvers, le climat frais du mois d'octobre fit place à une chaleur réconfortante au franchissement des îles canaries, le climat était magnifique.

AU DETOUR DE L'EMBOUCHURE DU FLEUVE CONGO

Après dix ans passés en Europe, la jeune fille n'avait que de vagues souvenir de la famille ainsi que du pays. Ses frères s'amusaient beaucoup, insouciant et rassuré par leur père qui leur avait prédit des belles retrouvailles avec une grande famille. Ceux-ci les attendaient à bras ouvert d'après les dire de leur père. De l'espace dans une grande parcelle pour pouvoir jouer et un beau climat. Mais la jeune fille ne partageait pas les mêmes sentiments. Quelque chose en elle lui laissait présager que ce n'est pas la belle vie qui les attendait là-bas.

Au bout de deux semaines, le bateau franchit l'embouchure du fleuve Congo. Après avoir passé le port de Banana, fit une première escale au port de Boma. C'était un paysage de forêts vierges magnifique. Par mesure de sécurité une clef de sureté fut remise à tous les passagers par le commandant car beaucoup de gens en quête de commerce s'introduisaient à bord. Tous n'étaient pas de bonne foi n'hésitant pas à forcer les cabines et commettre des vols.

Le premier contact fut quelque peu stupéfiant pour la jeune fille et ses frères. Le premier jour les enfants durent se contenter de lorgner par le hublot de leur cabine le spectacle et tout le brouhaha portuaire. Par moment ils échangèrent quelques mots avec des étrangers à travers le hublot. Un de ces passant essaya de leur escroquer les chainettes en or que les enfants portaient autour du cou. La nuit fut agitée, leur père ne dormit pas trop occupé à faire le guet entre les deux cabines. Les portes étaient sans cesse secoué par les gens mal intentionnés.

Le lendemain ils eurent la surprise de voir surgir leur mère à bord. Elle avait appris leur retour en bateau et s'était trouvé dans les parages à l'arrivé du bateau. Le commandant lui proposa de rester à bord jusqu'au débarquement mais elle refusa prétextant d'être venu avec des amies commerçantes.

DEBARQUEMENT AU PORT DE MATADI

Aku et ses frères purent sortir du bateau en compagnie d'une tante habitant non loin du port. Ils s'installèrent sur une terrasse et savourèrent des Fanta qui avaient une toute autre saveur. Après les démarches du père pour pouvoir débarquer tous leurs affaires dans deux camions, la jeune fille et ses frères rompirent le dernier lien qui pour elle les reliait encore à l'Europe. En quittant le navire elle eut le cœur déchiré. Ils passèrent encore une semaine chez un oncle à Matadi. C'était une ville au paysage rocailleux signification de son nom. Leur père les précéda avec deux camions quant à eux ils prirent en compagnie de leur mère un bus reliant le port à Kinshasa la capitale. En fin d'après-midi ils arrivèrent en pleine capitale et prirent place à bord d'un taxi jaune qui ressemblait plus à une épave qu'à une voiture.

Ses frères s'amusèrent de voir défiler la route sous leur pied à travers des trous dans le plancher du véhicule. Le taxi jaune ressemblait plus à une épave rouillée et cabossée de toute part qu'à un véhicule de transport. Ils n'arrivèrent pas directement au domicile paternel, leur mère fit un détour chez les siens afin de présenter les enfants à sa famille. Bien sûr cela ne passa pas inaperçu dans le quartier car les voisins et beaucoup de monde vint s'attrouper aux portes, murs voir même aux arbres pour apercevoir les enfants venant d'Europe. Pareille scène se répéta à leur arrivée au domicile familial paternel. Ils arrivèrent le soir sur une route crevassée plongé dans l'obscurité à cause d'une coupure d'électricité apparemment très fréquente.

LA MAISON FAMILIALE

C'était une villa de deux salons, cinq chambres, une cuisine et une salle de bains. Elle se situait dans un quartier populaire de la capitale. La villa, comme dans les souvenirs de la jeune fille, n'avait pas changé d'un pouce.

Aku appris plus tard qu'à son arrivée tôt ce matin-là leur père faillit tomber en syncope devant la maison pour laquelle il avait sacrifié des années de salaires. Pendant dix ans il avait envoyé des sommes considérables à ses frères pour la rénovation de cette parcelle mais ses frères n'avaient rien fait comme travaux. Ils se sont contentés de se partager l'argent. Ayant appris le retour de leur ainé à quelques jours près, ils s'étaient partagé des seaux de chaux dont ils avaient repeint les murs de la bâtisse pour lui redonner un peu d'éclat.

Dans le temps le quartier était rempli de marécages, de ce fait le sol était constamment humide. Il y avait des sources un peu partout jaillissantes dans certaines parcelles. La solution était de recouvrir le sol d'une grande couche de sable, de cailloux et de paver le tout, mais bien sur rien de cela ne fut fait. Dès le pas du portail il y avait de l'eau stagnante dans toute la partie basse de la parcelle.

A l'intérieur, le sol en béton ciré était resté identique. Les portes ainsi que les fenêtres en bois imprégnés de trous causé par les termites étaient doublées d'antivols rouillés. Incontestablement aucuns travaux de réaménagement n'avaient été fait. Au cas contraire, cet habitat aurait été un petit bijou complètement rénové voir agrandi.

Le pire était que même les sanitaires n'avaient pas été installé, pourtant la maison disposait d'une pièce prévue pour une salle de bain. La baignoire gisait dehors dans la cour, remplie d'eau de pluie verdâtre c'était une mare pleine de grenouilles. Les occupants de la maison en étaient à se servir des sanitaires externes, deux « cabines » dont l'une servait de douche dans laquelle on se lavait à l'aide d'un seau remplit d'eau. L'autre cabine servait de toilette avec latrines où il fallait savoir viser juste dans le trou. Il n'y avait pas de cuvette, il fallait quotidiennement vider la fausse sceptique. Une fois pleine la fosse faisait ressurgir les vermisseaux infectant les matières fécales. Un bon retour à l'antiquité avec les toilettes turques, pour des gens débarqués tout droit d'Europe et de la modernité.

COHABITATION AVEC LE CLAN FAMILIAL

Pendant leur séjour en Europe, la maison fut occupée par une vingtaine de personnes, tantes, oncles, cousins et autres venus du village et qui cohabitaient là. Elle et ses frères eurent du mal dans la dénomination des cousins dont certains paraissaient à leurs yeux plus des tontons que des cousins. Il y avait aussi des oncles et des tantes de leur génération voir moins âgés. Tous faisaient l'effort de parler en français, cependant grâce à leur mère qui leur avait toujours parlé en langue maternelle, Aku et ses frères comprenaient bien que ne sachant pas parler.

Certains membres de la famille durent partir d'autres remplacèrent, c'est dans ce climat hautement familial que la jeune fille renoua avec la terre natale. Le père en tant qu'ainé de la famille avait à sa charge toute la maisonnée, sans compter ses frères et sœurs encore au village. Il fit venir ses parents du village. Le grand père de la jeune fille âgé d'une septantaine d'année était accompagné de son avant dernier fils âgé de 5 ans. Au grand dépit du père d'Aku furieux et indigné de voir son père remarié à une jeune femme qui profitait de sa vieillesse. Sans compter que plus tard la charge de tous ces enfants lui reviendrait.

Aku revu aussi sa mère biologique, celle-ci venue officiellement les saluer apporta une chèvre. Elle allait enfin pouvoir connaitre sa mère dont elle conservait l'image par une ancienne photo que son père lui avait remise. Debout sur le seuil du portail, elle vit de loin sa mère arriver comme annoncé. Elle fondit en larmes dans ses bras. L'une à côté de l'autre on aurait dit des sœurs tant elles se ressemblaient de visage. Sa mère était plus forte de taille, proche de la quarantaine elle était encore très belle. On lui réserva bon accueille par toute la maison où elle demeura quelques jours avec eux.

Etant resté seul leur père proposa à son hôte d'aller chercher sa famille en vue de remettre leur union en place. Nul ne sut l'expliquer mais la mère de la jeune fille étant allé au village natal y passa six mois, une erreur monumentale durant laquelle sa rivale revint à la charge. Selon la coutume, une femme ayant déserter le foyer conjugal sans l'accord de son époux, pouvait réparer son acte et regagner son foyer. Le rituel comprenait l'apport d'une chèvre et présenter des excuses lors d'un palabre familial. La chose fut conclue et elle regagna le foyer conjugal. La mère d'Aku désappointée n'eut plus que le droit de visite à sa fille. Elle ne s'était pas remariée, ce fut le début des hostilités entre les deux femmes dans laquelle la jeune fille ne voulut en aucun cas être mêlée. Sa mère en tant que bonne femme africaine qui se respecte ne l'entendait pas de cette oreille, elle ne comptait pas en rester là. On entendrait encore parler d'elle.

PAS DE TRANSITION IL FAUT S'ADAPTER

L'adaptation fut brusque et sans transition alimentaire ou de tout autre ordre. D'habitude les gens qui revenaient de l'Europe faisaient leurs courses dans le supermarché du centre-ville où l'on pouvait trouver un GB. Ils résidaient dans les communes comme la Gombe, Macampagne ou encore Delvaux ou Binza Upn. Les gens de la haute classe ainsi que nombre d'européens y étaient lotis. S'ils devaient s'installer à la cité, ils optaient souvent pour les communes de Limete, Salongo et Lemba dans une villa n'accueillant aucune personne étrangère que la famille cellulaire, une bonne à tout faire et une sentinelle.

Leur père les inscrit dans une des écoles de renom. Pour s'y rendre ils avaient été abonnés au bus scolaire. Le long véhicule prenait les enfants aux divers arrêts. Ce bus à mi-chemin était déjà bondé on aurait dit une boite de sardines. Les élèves des secondaires ainsi que les tous petits de la maternelle y étaient confiné jusqu'aux portières, c'est à peine s'ils pouvaient respirer. L'arrêt de bus pour Aku et ses frères se trouvait au sommet d'une petite route en pente raide. Arrivée à mi-chemin la jeune fille en avait déjà le souffle coupé et prête à remettre le maigre petit déjeuné trop vite ou pas du tout avalé.

Il arrivait que le pain acheté la veille avait été envahie par des petites fourmis. Aku fut la première à avoir la mauvaise surprise un matin, en croquant dans le pain, elle se retrouva la bouche envahie par ces petites bestioles. Dégoutée elle refusa d'avaler le petit déjeuner, imitée par ses frères, malgré les supplications de leur mère. Elle regrettait amèrement les repas d'entant, c'était un luxe qu'ils ne pouvaient plus se permettre maintenant.

Le petit déjeuné était une grosse marmite de thé noir bouillant préparée pour toute la maisonnée. De la margarine et une poigné de cacahuètes grillés accompagnaient deux petits pistolets. Le lait en poudre était acheté en petits sachets individuel ou en boite. L'unique repas était servi le soir. Composé de légumes et de poisson ou de la volaille avec une préparation à base de farine de manioc, le fufu ou encore du riz comme accompagnement. Il arrivait qu'ils aient enchaîné le même plat toute une semaine, le pondu, feuilles de manioc pillés, étant à la portée de toutes les bourses.

Ils devaient être à l'arrêt du bus vers six heures du matin sans quoi ils le loupaient et devaient alors prendre le transport en commun. Leur père avait pourtant une voiture mais même en temps d'orage alors que presque tout parent aurait gardé leurs enfants à la maison, lui s'empressait de les revêtir d'un imperméable et de bottes. Sous le regard apitoyé de quelques oncles ayant relevé l'excès de dureté de la part de leur frère aine mais n'osant pas le braver, les enfants se dirigeaient vers l'arrêt du bus.

Une route boueuse d'où dévalait une rivière de pluie torrentiel qui par endroit provoquait des inondations les attendait. Sans compter les nombreuses fosses septiques que beaucoup profitaient de vider en temps de forte pluie. De nombreux ruisseaux et petites rivières sillonnaient les quartiers, emporté par les torrents d'eau le tout ne formait plus qu'un spectacle on ne peut plus macabre. Un après-midi ensoleillé, leur père leur fit la surprise de passer les chercher à l'école. Aku l'ayant aperçu, du haut du bâtiment en étage contenant les classes ne se pressa pas de descendre. Un voisin vint la prévenir de la présence de leur père voulant aussi profiter d'une place qui lui épargnerait le long trajet du retour. Le voisin ainsi que ses frères furent ravis de pouvoir rentrer en voiture. Quant à elle, rageant contre leur paternel, elle avait décidé de prendre le transport quotidien en signe de désapprobation.

La jeune fille fut inscrite en quatrième biochimie, l'école était réputée être une des meilleures. Beaucoup d'élèves inscrit venaient de l'Europe ou bien s'y rendaient pour les vacances. Leurs parents ayant quelques moyens de se le permettre. D'autres n'avaient jamais quitté le pays, on pouvait facilement faire la différence au franc parlé. Les intonations souvent très prononcées chez ceux qui n'avaient jamais mis les pieds en dehors du pays voir de leur ville natale.

TU MOURRAS AVANT

Aku eut pour voisine de classe une élève qui n'avait jamais quitté le pays. Celle-ci lui fit un jour la remarque suivante : « tu sais tu ne vivras pas longtemps, tu vas mourir avant car nous avions aussi un enfant comme toi dans notre famille, il n'a pas survécu. Les enfants comme vous ne vivent pas très longtemps donc tu peux commettre tous les péchés que tu veux Dieu ne t'en tiendra pas rigueur, tu mourras avant ». Aku ne comprenant rien au charabia de l'autre élève, elle fut prise de colère envers de tels propos de la part d'une parfaite inconnue. Elle lui intima de ne plus jamais lui adresser la parole et de changer de place sur le chant car il y avait encore des bancs vide. En fait l'autre fille avait remarqué la pâleur d'Aku et ses yeux jaunes, des signes de la drépanocytose qui ne trompent pas. Les gens qui ont dû être confrontés à un cas de drépanocytose reconnaissent immédiatement ces signes.

L'authenticité de l'école fut remise en question dans l'esprit de la jeune fille. En effet celle-ci disposait d'un laboratoire mais le local n'était équipé que de grosse table en marbre. Il ne s'y trouvait aucun produit, récipient ou affiche qui lui donna la crédibilité d'un laboratoire de science. Les élèves étaient très forts théoriquement parlant mais par manque d'équipements la pratique était un échec. De plus les élèves étaient surchargés par beaucoup de cours. Certains cours compliquaient tant le programme scolaire que la jeune fille ne s'adapta pas et du reprendre l'année scolaire.

PREMIERS PILLAGES ET CRISE ECONOMIQUE

Une crise économique accrue et la situation précaire de la population frappa le pays. Des militaires mécontents descendirent en ville et procédèrent à un pillage systématique des commerces de la ville. Des grandes surfaces commerciales furent prises d'assauts par les hommes en uniformes suivi de la population. Cela dura plusieurs jours durant lesquels les tirs et des fusillades retentissaient dans toute la ville. De leur portail Aku et toute la maisonnée assistaient au défilé des militaires et civiles confondu chargé des fruits de leur pillages parfois inédit. Des téléviseurs, des appareils ménager de toute sorte et de toute dimension tel un congélateur pouvant peser une tonne ou encore de la nourriture de tout genre étaient la cible des pilleurs. Ainsi des gens dont la plus grande masse illettrée, défilaient encombrés de cartons de nourriture pour animaux, des boites de conserve pour chiens et de choses dont ils ne savaient pas vraiment l'utilité. Ce fut le plus grand pillage de tous les temps qui précipita le pays dans une misère économique et la pénurie la plus totale.

Croyant à une accalmie, la jeune fille et ses frères reprirent le chemin de l'école. Vers midi peu avant la sortie des classes, les coups de feu retentirent à nouveau. Les bus chargés de ramener les enfants chez eux vinrent se garer à l'intérieur de l'enceinte de l'école. Certains bus avaient les vitres marquées d'impact de balles. Leur père ne les voyant pas rentrer, envoya un de ses cousins à leur recherche. Tiré à grande peine de la masse des élèves, comme eux enfermé dans les murs de l'école par une immense grille de sécurité. Ils étaient piégés là jusqu'à manifestation d'un tuteur venu les récupérer, aucun élève n'était autorisé à quitter l'école seul. Aku et ses frères durent pour la première fois faire le chemin du retour à pied.

DEBUT DE PLAIE ULCEREE

La plupart des routes n'étaient pas asphaltées, seul quelques routes principales et secondaire étaient macadamisé. Aku et le groupe d'enfants du même quartier empruntèrent des sentiers rocailleux devant les conduire chez eux. Elle ne supporta pas la longue marche, à leur arrivée elle avait les pieds enflé. Après avoir avalé une aspirine, elle n'y prêta pas grande attention. Le lendemain elle se réveilla les pieds toujours enflé. De plus un petit bouton était apparu au niveau de sa cheville gauche. Elle se dit que c'était surement une piqûre de moustique assez nombreux dans la région. Très vite pourtant le bouton pris d'autre ampleur. Le pied était devenu douloureux au niveau du bouton aussi gonflé de liquide purulent, il lui était impossible de le poser par terre.

Son père ne voulut rien entendre aux plaintes qu'elle émit, l'obligeant à se rendre à l'école. Il fit appel à un cousin qui devait la transporter sur le dos pour monter et descendre la petite route en pente raide jusqu'à l'arrêt de bus. Les pleurs et les plaintes de la jeune fille eurent raison de la détermination du père, celui-ci fut contraint d'emmener sa fille à l'hôpital. Après quelques jours le bouton éclata et se transforma en une plaie qui prit des proportions démesurées en peu de temps. Non seulement en largeur mais aussi en profondeur. La plaie ne semblait pas se refermer.

L'état de santé d'Aku se dégrada, il s'en suivi des crises douloureuses caractérisées par des douleurs abdominaux, musculaires et osseux ainsi qu'une diminution de sang. Elle devenait fragile, un long contact avec l'eau, car il ne sortait que de l'eau froide du robinet parcellaire et pas d'eau chaude, pouvait lui provoquer des douleurs articulaires. Les maux commençaient aux poignets et pouvaient se généraliser en un laps de temps. Son père dû se résoudre à la faire suivre au centre pour drépanocytaires.

LE CENTRE MABANGA

Il y avait un centre médical pour les drépanocytaires où la jeune fille fut conduite. Ce centre ne ressemblait en rien aux grands hôpitaux ou polyclinique de Bruxelles. C'était plus une grande villa qu'on aurait divisé en petites chambres comportant la salle d'attente, les bureaux des médecins et quelques chambres où les malades étaient hospitalisés sans distinction de sexe ou d'âge. Les patients gisaient les uns à côté des autres dans des conditions très précaires. Dans la salle d'attente se trouvaient un bon nombre de parents avec leurs enfants gémissant de douleur. Beaucoup étaient profondément marqué par la maladie, ils étaient chétifs avec des yeux très jaune, exorbité et un ventre bedonnant. D'autres encore plus fortement marqué avaient de grosse tête qu'on nomme « macrocéphale » sur un petit corps et une dentition marquée par les deux incisives qui ressortaient tel un rongeur. Leur peau était très noire quasi goudronneuse. A regarder de près on aurait dit qu'ils étaient tous de la même famille, ils avaient tous un trait en commun. La jeune fille se dit qu'elle avait plus de chance qu'eux peut être dû au fait des dix ans passés en Europe.

L'un des médecins était une connaissance du père d'Aku, celle-ci apprit plus tard que ce médecin à l'allure costaud et « normale » souffrait également de la drépanocytose. Issu d'une bonne famille, il avait réussi sa carrière, avait fondé une famille et voyageait souvent pour l'Europe. Mais lorsqu'une crise survenait il se tordait et pleurait de douleur. Il ausculta la jeune fille et lui prescrit un traitement. De retour au domicile familial, leur père ne tint pas compte de cette prescription. Il n'en fit aucun usage préférant sortir des médicaments rapportés d'Europe qu'il administrât à la jeune fille, faisant appel à son frère assistant médical.

Le centre médical ne disposait de quasi aucun équipement. Les chambres communes étaient des locaux où des patients adultes, enfants, hommes et femmes ainsi que leurs proches étaient couché sur des lits précaires. Ne disposant que d'une fine couche de mousse sur lequel on étendait soit un pagne ou un drap ramené de la maison. Certains lits étaient occupés par deux patients tant il y avait pénurie de place. Il n'y avait ni oxygène ni tout autre matériel de réanimation. Les perfusions qui en Europe sont conçu de façon à ce que l'aiguille face place au plastique qui doit rester quelques jours dans la veine, étaient une grosse aiguille. C'est ainsi que les femmes étaient obligées de tenir jour et nuit la main perfusée de leur nourrisson agité, de peur que l'aiguille ne fasse des dégâts en transperçant la veine.

Il fallait soit tout avoir ou bien tout acheter, du petit matériel tel le bout de coton ou une seringue aux médicaments à donner en traitement. Pour avoir une poche de sang qui venait à manquer, il fallait amener deux donneurs. Les proches du patient devaient quelques fois aller chercher une poche de sang dans un autre centre hospitalier pour une transfusion. Utilisée comme premier moyen pour stabiliser l'état du patient, la transfusion était la solution ultime car la plupart étaient amené en dernière minute en proie à une sérieuse anémie. Par la suite on lui administrait des antis inflammatoires et des antibiotiques en dose d'éléphant pendant toute la durée de la crise. Une crise pouvait aller d'une à deux semaines voire plus. Avant tout il fallait payer avant d'être admis et soigné.

Pour la jeune fille, après avoir été transfusé leur père la faisait ramener le jour même à la maison. Le traitement se poursuivait en lui administrant des médicaments par le biais d'un infirmier. On lui administrait du diclofénac dont elle recevait deux ampoules quatre fois par jour. Du glucose en perfusion et des comprimés de fer lui permettaient de tenir le coup. Elle avait alors droit à un traitement particulier, jusqu'à sa convalescence. Du lait et le plat de son choix car elle vomissait tout ce qu'elle avalait.

Ses vomissements étaient phénoménaux, ils s'écoulaient par la bouche et par le nez. Il lui fallait pourtant manger pour un prompt rétablissement, alors leur père se résignait à lui faire préparer le plat de son choix. Elle pouvait alors avoir du poisson frais en papillote ou encore de la viande de chèvre ou autres dont elle raffolait. Ces plats demeuraient un luxe que l'on ne se permettait pas souvent à la maison. La ration pour toute la maisonnée couterait une petite fortune au marché. A moins que l'une ou l'autre parent au village envoie une chèvre entière pour une grande occasion tel un mariage ou le nouvel an, on en consommait que rarement.

Dans un premier temps Aku se rendit à un dispensaire juste en face du domicile familial, puis un infirmier vint lui faire des pansements à domicile.

SCOLARITE MISE A RUDE EPREUVE

Ce fut avec un pied ulcéré bandé qu'elle dut pourtant continuer à mener une vie à peu près normale comme lui intimait son père. Qu'il vente ou qu'il pleuve elle devait se rendre à l'école et prendre part aux tâches ménagère. Tout se faisait à la main, de la vaisselle à la lessive en passant par le balayage à répétition de la maison car les routes et les ruelles ensablés non asphaltés étaient poussiéreuse. La grande marmite de fufu qu'il fallait préparer pour une vingtaine de personnes était un moment crucial pour elle. Cela consistait à maintenir avec les pieds les côtés de la marmite pleine d'une préparation de farine de manioc bouillante que l'on pétrissait avec un grand malaxer. Lorsque l'on n'est pas habitué cela donnait des ampoules aux mains. Aku avec l'ulcère à la cheville ne pouvait maintenir la marmite avec ses pieds, elle les posait carrément sur les « bras » de la marmite. Avec les coupures intempestives de courant, les préparations se faisaient aux charbons de bois. En cas de pluie ou que la préparation se fit de nuit pour l'une ou l'autre raison, il fallait cuisiner sous une lampe à pétrole. Les courses se faisaient au marché, tous les jours à cause des coupures de courant intempestif. Il était impossible de conserver de la nourriture.

Inscrite dans un lycée en section commerciale, sa scolarité fut évidement fort perturbé. En période d'examens pendant lesquels les crises se manifestaient le plus souvent, en Europe on aurait parlé de stress mais en Afrique le mot stress n'existe pas. Sous l'emprise de la peur de leur père, elle devait coute que coute étudier. C'était souvent en pleurs qu'elle passait ses examens, les autres s'interrogeaient souvent sur les causes de cette état maladif. Certains professeurs étaient compréhensifs sachant la jeune fille très appliquée. Même si en classe, les élèves qui la connaissait très appliqué et sachant qu'elle venait de l'Europe grâce à son franc parlé la tenaient en respect, la jeune fille était solitaire. Il arrivait qu'à la cour de récréation, certaines filles prennent leurs distances en voyant son pied bandé.

Son pied sous le cout de l'infection était enflé et douloureux, elle marchait déjà sur la pointe avec ce membre malade. Une femme rencontrée sur le chemin de l'école, transportant un gros bassin de pain sur la tête, lui conseilla fortement de faire l'effort de déposer son pied bien à plat en marchant au risque d'en garder une déformation. Ce conseil qu'elle appliqua lui évita une sérieuse déformation qu'elle remarqua chez d'autres drepano.

Les écoles dont la plupart conventionnée catholique, exigeaient comme tenue vestimentaire obligatoire l'uniforme, une blouse blanche et une jupe bleue jusqu'aux genoux pour les filles et une chemise blanche et un pantalon bleu pour les garçons. Au fil des jours Aku en vint à demander la permission expresse au préfet de pouvoir porter un pantalon afin de cacher son pied bandé et incommodant. Les fins bandages suintaient et attiraient les mouches. Le préfet compréhensif le lui accorda, elle fut la seule dans tout le lycée à porter un pantalon jusqu'au jour où une sœur remplaça le préfet.

Par-dessus cette misère vinrent s'ajouter les tracas d'ordre climatique, comme lors les grosses pluies de saison qui provoquaient l'inondation des routes. Elle était obligée d'entrer dans l'eau de pluie avec son pied déjà bien infecté. Des petits ruisseaux sillonnaient les rues de la ville. Beaucoup de ces rues étaient sablonneuses et non entretenus. A la saison de pluie, les ruisseaux débordaient, ces pluies pouvaient tomber toute la journée et causaient des inondations. Les élèves étaient obligés de se mouiller, les pieds dans cette eau infestée jusqu'aux genoux. Aku ne pouvait déroger à ces désagréments de la nature.

Elle avait à la longue commencé à panser toute seule ses plaies avec un matériel précaire. En pleurs, rongée par la douleur et la peur en voyant l'état de son pied dont personne ne se préoccupait. Celui-ci sous le coup de l'infection avait doublé de volume. Elle faisait ses pansements tous les jours avec les quelques produits dont elle disposait et pour la plupart non stériles. Elle dut adopter un autre style vestimentaire comme de longues jupes ou pantalons qui cachaient ses pansements. A la vue de ses pansements, les réactions des gens la perturbaient au plus profonds d'elle-même. Elle ne supportait pas les regards des gens ou les petits enfants qui des fois prenaient la fuite, la jeune fille se sentait comme une pestiférée.

ADIEU PETIT ANGE

Les autres drépanocytaires de la maison, son frère et ses cousins, ne présentaient pas de plaies. Par contre les crises étaient fréquentes et par moment à tour de rôle. C'étaient alors des plaintes et des gémissements durant quelques jours où le malade se tordait de douleur. Alors que certains malades demandaient à ce qu'on leur tienne les pieds, qu'on leur masse le corps, cela apaisait quelque peu leurs souffrances. Aku ne supportait pas qu'on la touche. Est-ce peut être dû au fait du manque d'attention ou d'affection maternelle pendant son enfance. Son frère bénéficiait d'un tout autre traitement, à la moindre fièvre leur mère l'emmenait vite au centre. Malgré que leur père désapprouvât cela. Lorsque les cousins avaient une crise c'est bien lui pourtant qui devait les emmener au centre, pressé par la tante en pleurs.

Un des petits cousins d'Aku âgé de 6 ans était drepano. Il avait un beau visage aux traits fins dans un petit corps fragile. La jeune fille s'en occupait quelque fois, lui faisait prendre son bain. Il lui disait à maintes reprises qu'il l'épouserait car il la trouvait très belle. Derrière ses traits d'ange il pouvait entrer dans des colères noires, se disputant avec son jeune frère lui aussi drépanocytaire. Ils se réconciliaient vite à l'heure du bain. Ce beau petit ange s'en alla un après-midi de septembre, emporté par une crise sous les yeux d'Aku et de toute la famille. Ce fut la première fois que la jeune fille côtoya la mort à travers un être proche et cher une vraie déchirure.

LES US ET COUTUMES

La coutume de rigueur au pays et dans la province d'origine d'Aku, le système matriarcal, conférait à l'oncle maternelle quasi tous les droits. Ainsi leur père, ainé de toute la famille, avait à lui seul la charge et plus de pouvoir de décision que le mari de ses sœurs. Il gérait ses cousines et leurs enfants, c'était donc le grand-oncle craint par tous. Le fait qu'il avait été en Europe et qu'il avait un statut social plus élevé que tous ses frères lui conféraient un certain respect. Bien que cela faisait de lui quelqu'un d'important pour sa famille, il était envahi de doléances, femme et enfants en payaient le prix. La cohabitation devenait envahissante, concurrentielle, il y avait beaucoup de jalousie. Des parti pris car l'homme se voyait tiraillé entre sa famille et sa femme. Les conséquences dramatiques en résultaient dans certaines familles, une déchirure ou une fin plus tragique.

Ceux qui s'en tiraient de tous ces enlisements familiaux avaient adopté de s'installer loin du milieu familial élargie. Ils assistaient leurs proches de loin tout en menant une vie de famille unicellulaire. En cas tragique du décès de leur frère, la veuve et les orphelins étaient systématiquement dépouillé. Les frères du défunt s'emparaient de tout ce qui aurait appartenu à leur frère jusqu'aux miettes. Sans remord ils s'arrachaient les biens meubles et immeubles sans une pensée pour la veuve et les orphelins. Dans les quelques cas de contestations de la part souvent d'enfants adultes qui auraient eu le courage de se lever en justice contre la famille, il a été question de fin mystérieuse voir de mort d'homme.

La coutume prenait une grande place dans la culture africaine et dans la famille d'Aku. Ainsi les enfants n'avaient pas le droit à la parole devant les adultes. Les cadets se devaient d'honorer tout ainé, parent ou voisin en le saluant et bien d'autres choses encore auxquelles la jeune fille et ses frères durent se plier. Ayant subi l'influence de la culture européenne, ils ne s'accommodèrent pas directement. Les abus étaient fréquents chez certains adultes mal intentionnés. Aku malgré son jeune âge ne se laissait pas amadouer pour autant.

En réalité ces adultes en avaient après le père de la jeune fille mais dans leurs lâchetés ils n'osaient pas s'adresser directement à lui. Ils passaient par le canal de l'enfant qu'elle était. L'une des questions qu'ils posaient à la jeune fille était le pourquoi de leur retour et ce qu'ils avaient fait pendant les dix ans passés en Europe. Pour eux ce voyage fut un échec total car ils avaient replongé dans le néant par leur retour. Devant sa clarté d'esprit, les adultes détournaient l'affaire en plaintes contre une soi-disant impolitesse et insolence de sa part. Accusée chez son père, il en résultait des palabres, des réunions familiales où bien sur le père siégeait en juge suprême. Il tranchait toujours en faveur de la famille élargie donnant tort à sa propre fille jugée comme une rebelle. Aku devait publiquement demander pardon. Bien sûr lorsqu'il s'agissait d'un égarement de la part des cousins, cela passait sous silence. Aku n'eut d'autre solution que de se replier derrière un mur de froideur. L'isolement en retour de la colère qui l'habitait devant tant d'injustice qu'elle n'arrivait pas à comprendre fut pour elle l'ultime solution.

RENCONTRE AVEC MWA DESIRE

Ayant opté pour le renfermement, elle fit la rencontre de celle qui allait devenir sa meilleure amie et avec qui elle rompre la solitude latente. Elles avaient un tas de choses en commun. Sa nouvelle amie était en quête de poisson pour son chat. Passant à quelques pas du frère d'Aku elle fut interpellé par la conversation avec un français que seul des européens avaient les intonations et les consonances. Curieuse elle s'approche et accosta le frère d'Aku, celui-ci eut la bonne idée de lui présenter sa sœur. Les deux amies avaient quasi le même parcours, l'une comme l'autre revenait de la Belgique. Elles se comprenaient parfaitement ayant en commun les souvenirs de leur enfance et le franc parlé. De plus sa nouvelle amie Mwa désiré, d'un grand dynamisme lui fut d'un grand secours tant sur le plan moral que matériel.

Au contraire d'Aku, Mwa désiré vivait en famille restreinte, ils habitaient la rue voisine et la jeune fille pouvait aller passer son temps chez sa nouvelle amie. Malgré les remontrances de leur père qui voyait cette amitié d'un très mauvais œil. Ayant constaté les absences de la jeune fille dans la parcelle familiale il l'envoyait chercher par ses frères. Lorsque Aku ne se faisait pas voir au bout de quelques jours, son amie inquiète venait s'enquérir de ses nouvelles. Elle la trouvait malade rongée par une amibiase. Mwa désiré courrait alors cueillir des plantes qui poussaient dans leur parcelle, les faisait bouillir et en rapportait une bouteille pleine de décoction. Cette plante avait pour vertu de soigner les vers intestinaux et autres amibes. Les deux amies s'entendaient à merveille et leur amitié était indéfectible.

Sa nouvelle amie fut aussi celle qui l'encouragea à confier sa vie à Dieu, à avoir une autre vision de la vie chrétienne. Non comme un mythe mais croire de tout son cœur et de toute son âme que le Seigneur est vivant et seul capable d'apporter aide et solution à tous ses problèmes. « Mets Dieu en épreuve même dans les petites choses. Fait de l'Eternel tes délices et il te donnera ce que ton cœur désire » lui avait-elle alors dit. Certes la vie d'un vrai chrétien n'est pas faite de repos mais Dieu prend soin de ses enfants et les fait triompher de tous les dangers, pour cela il faut avoir la détermination et la foi.

UNE PLAIE SE REFERME UNE AUTRE APPARAIT

Durant sept ans Aku demeura avec ce pied ulcéré qui ne guérissait pas. Un cousin tout droit débarqué du village dit à la jeune fille qu'il pourrait arriver à bout de cette plaie. Un traitement traditionnel à base de noix de cola dont l'amertume serait un bon remède contre les plaies de toute sorte d'après lui. La jeune fille n'ayant pas trop de choix accepta la proposition en ayant parlé à leur père. Au bout de quelques temps le traitement semblait fonctionner mais le jeune cousin en retour de ses services commençait à manifester des exigences plutôt prétentieuses. Sa présence conditionnait une ration alimentaire journalière, mesure de faveur que la jeune fille ne pouvait en rien changer. Le jeune homme n'acheva pas le traitement au grand désarroi de la jeune fille, une fois de plus elle due reprendre son traitement en main.

Plusieurs personnes vinrent essayer d'éradiquer l'ulcère par soit un traitement traditionnel ou médicinale. Un vieil étudiant de leur père redevable à celui-ci, laborantin, il prit en charge de soigner la jeune fille. Par des pansements quotidiens, plus que cela il lui rapportait même une boite de lait de temps en temps et des antibiotiques pour combattre l'une ou l'autre infection.

La plaie vint à guérir à la stupéfaction de tous et à la grande joie d'Aku. Sa joie fut de courte durée car s'étant cogné, une plaie apparut à l'autre cheville. Pareil au premier, la plaie prit très vite des proportions désastreuses. Le travail était à refaire, par moment la jeune fille sentait ses forces l'abandonner. Qu'avait elle fait pour mériter un sort pareil se disait-elle ? Mais malgré les oiseaux de mauvais augure qui la voyaient comme une « condamnée », expression qu'elle finit par comprendre, elle n'abandonnerait pas. Elle voulait vivre et surtout elle nourrissait le désir fou de retourner un jour en Europe pour y vivre une meilleure vie. Pour ce faire elle gardait précieusement ses souvenirs d'enfances passé en Belgique. Dans les instants de détresse elle se refugiait alors dans ces souvenirs qui pour elle étaient les meilleurs moments de sa vie.

EN ROUTE POUR LE CAMPUS

Aku passa les examens d'état qui devaient clôturer les secondaires avec succès, elle obtint son diplôme d'état. Leur père fit en son honneur une grande fête. Elle fut inscrite à l'université, chose qu'elle appréhendait. En ces temps les étudiants en revendication aux injustices de la politique et du gouvernement en place, menaient des actions tendant à démontrer leur mécontentement. Lesdits actions souvent brutales provoquaient des désordres sur la voie publique. Plus d'une fois ils ont confisqué des transports en commun tel les bus scolaires, obligeant les élèves à rebrousser chemin.

De plus aller au campus signifiait devoir emprunter le transport en commun, ces transports étaient insuffisants. Les passagers se bousculaient, seul les plus agiles se hissaient dans les minibus par toutes les ouvertures possibles. Portières, fenêtres et même le coffre étaient envahi sans attendre l'arrêt du véhicule, il en était de même pour les taxis.

Des bancs en bois faisaient place aux sièges en cuir des minibus pour accueillir le plus de passagers possibles. Ils s'y installaient confinés comme des sardines, les uns sur les autres dans des positions frôlant l'indécence. La chaleur étouffante et la poussière du chemin, sans compter les secousses provoquées par l'état délabrée des routes, accentuaient les risques de se blesser. La plupart de ces minibus et taxis étaient presque des épaves de voitures avec des sièges et la quincaillerie usées jusqu'au plancher.

Des porteurs, enfants et adultes, offraient leurs services. Ces personnes se chargeaient de s'introduire dans un transport et de réserver la place en échange de quelques sous.

C'est dans cet atmosphère qu'Aku prit le chemin du campus. Le cœur serré non seulement à cause des soucis de transport mais aussi à cause du baptême par la bleusaille qu'on infligeait aux nouveaux étudiants. Elle en a non seulement entendu parler mais a pu voir le résultat par ses cousins. Ceux-ci ayant commencé les études universitaires avant elle, ils étaient rentrés la tête tondue avec le visage, voir les habits, peints à l'encre de leur stylo à bille.

Heureusement pour Aku, leur auditoire se trouvait loin de l'effervescence du cœur même de l'université. Bâti sur une colline, d'où son surnom « La colline inspirée », le campus réunissait toutes les facultés en son sommet. Les homes estudiantins prévus pour les logements des étudiant se trouvaient en contre bas à intervalle de deux rond points. L'un de ses carrefours était surnommé « rond-point sentiments » du fait qu'il se situait au croisement de deux chemins. D'un côté la route menait aux homes des étudiants et à l'opposé aux homes des étudiantes. Ce croisement était le lieu par excellence où se formaient, se déformaient et défilaient tout genre de couples tous les soirs.

ETUDIANTE DE G1 DROIT

Aku fut inscrite à la faculté de droit et débuta les cours dans un atmosphère plutôt calme. Pour son premier jour de cour, elle arriva très tôt le matin escorté par un voisin jusqu'à son auditoire. Contrairement aux autres locaux, leur auditoire n'était en fait qu'un ancien restaurant de home estudiantin désaffecté. Parmi les premiers arrivé, elle fit la connaissance d'un étudiant qui la prit en sympathie. Ce camarade lui assura sa protection afin de lui éviter les tracasseries de la bleusaille encore en cours. Il la fit passer pour une cousine ayant demandé un transfert. La salle se remplit et la présence d'Aku ne passa pas inaperçu. Contrairement aux autres étudiantes qui n'avaient plus de cheveux, tombé par la bleusaille, la jeune fille avait une longue et belle chevelure. Devant toute sorte de tracasserie son protecteur s'interposait la faisant passer pour sa cousine. Aku reçu le surnom de « cousine » par les autres étudiants. Il se posa un problème de places, chacun avait une place respective et certains devaient apporter leur chaise. A la fin de la journée les chaises restaient enchainées aux tables de l'auditoire ou gardée dans une des chambres du home. Encore nouvelle, la jeune fille pu s'assoir à la place qu'elle avait occupée.

La mère d'Aku lui apprit qu'un de ses jeunes oncles logeait dans une des chambres du home. Très vite la jeune fille trouva non seulement une place pour avoir une chaise et la garder mais aussi un lieu sur où elle pouvait aller se restaurer pendant la pause de midi.

Les deux premières heures de cours débutèrent avec le droit constitutionnel, enseigné par un général. Le militaire commençait sa leçon par une heure d'explication, une deuxième heure était consacrée à une dictée digne de l'armée. Durant la première heure les explications à n'en pas finir du professeur firent somnoler la jeune fille. Elle en arriva à pousser un ronflement à la grande joie de ses nouveaux voisins qui se moquèrent d'elle raillant qu'elle ne tiendrait pas le coup. En effet, une dictée tant redoutée à cause de la vitesse à laquelle elle était donnée par le professeur suivait les longues explications. Aku fut bien réveillée par ces railleries, déterminée à leur prouver de quoi elle était capable, elle se prépara à affronter la fameuse dictée. Lorsque le professeur lança son fameux « attaquons », coup de départ pour la dictée, tous se replièrent sur leurs notes. Au grand étonnement de tous, Aku ne rata pas un mot de la dictée la plus rapide de toute l'histoire. Elle devint ainsi une référence pour les voisins retardataires admiratif. Elle fit ses preuves et suscita le respect de ses voisins d'auditoires. Ceux-ci étaient content d'avoir trouvé en elle quelqu'un chez qui recopier les notes en retard.

Elle remercia intérieurement son père qui maintes fois lui avait donné des pages et des pages à recopier. De prime à bord elle rageait intérieurement, elle aurait préféré aller jouer, son père pouvait faire photocopier toutes ces pages cependant il lui donnait toujours une tache à faire recopier. En ce jour elle se rendait compte pouvait tirer profit de cette formation.

L'auditoire était bondé et comptait bien plus de mille étudiants . Entre les heures de cours, le temps qu'un autre prof vienne commencer son cours c'étaient des mini pauses pendant lesquels les annonces se donnaient pour l'une ou l'autre activité. Les inscriptions pour l'achat de syllabus ou autres documents académique relevaient du chef de promotion ou de ses adjoints. Aku intégra un groupe composé d'une dizaine d'étudiants, ses voisins d'auditoire. Une nouvelle étudiante vint s'ajouter au groupe, très vite elles devinrent amies. Au début elles partagèrent la même chaise assise dos contre dos pour suivre les cours.

La nouvelle amie d'Aku dont le père possédait plusieurs véhicules assurant le transport en commun entraina la jeune fille à emprunter de temps à autre l'un de ces véhicules. Plusieurs des chauffeurs la connaissaient bien, elles ne payaient donc pas à bord. Un certain après-midi où il n'y avait pas cours, son amie lui proposa de l'accompagner au centre-ville. Elles durent emprunter l'un des camions qui assurait le trajet campus-centre-ville. Pour monter dans le camion il fallait être aidé par l'un des apprenti chauffeur. Il les hissa à bord afin d'enjamber le vide entre le sol et le haut véhicule. Il n'y avait que deux bancs situés de part et d'autre de la cloison latérale du camion, deux barres de fer verticale au milieu devaient permettre aux passagers debout de se tenir. Un jeune oncle d'Aku stupéfait de la voir emprunter ce genre de véhicule lui avait, entre deux enjambé, fait des remontrances mais cela n'empêcha en rien son aventure. Les deux amies prirent place sur l'un des bancs, très vite le véhicule se remplit et ressembla à une boite de sardine. Mais quelle ne fut la surprise de la jeune fille de cette première expérience dans ce camion. Le chauffeur conduisait à toute allure ne prenant pas la peine d'éviter les crevasses et autres nids de poules. Il en suscitait des secousses terribles à bord. Le banc plein au départ fut à moitié vide à un certain moment, les secousses avaient tassé tous les occupants du banc et les avait balancés d'un seul côté.

UN TOUR AU MARCHE CENTRAL

LES CHAUFFARD DU CAMPUS

Aku avec son poids plume était soulevé à chaque grosse secousse à une vingtaine de centimètres du banc. Le véhicule s'arrêtait à différents arrêts ce qui donnait un peu de répit aux passagers. La chaleur régnant à bord ou tout le monde était en sueur n'arrangeait pas les choses. Les jeunes filles arrivèrent enfin au centre-ville et descendirent soulagée. Le marché central était surpeuplé, elles se promenèrent en faisant attention à leurs sacs à cause des voleurs. Ceux-ci n'hésitaient pas à glisser leurs doigts dans les poches des piétons ou arrachaient les bijoux aux coups voir aux oreilles des passantes.

Elles passèrent sous le pavillon réservé aux chaussures et aux sacs. Les commerçants se succédaient vendant les mêmes articles. Les jeunes filles étaient happées de force par la main d'un vendeur ou son commis afin de conclure une vente. Aku avait en horreur ces contacts physique forcé. Ces hommes n'avaient aucun sens du respect. A côté des magasins faisaient place des étals. Des marchands ambulants tels des vendeurs d'eau circulaient à côté des passants. Il y avait aussi en nombre la présence de mendiants, estropiés, fous ou enfants de la rue communément appelé « schégué » petits et grands. Certains mendiaient mais d'autres volaient seuls ou en bande organisé. C'était un vrai labyrinthe lorsqu'on y venait pour la première fois. Le marché était tellement grand qu'au bout d'une heure, elles s'installèrent à une terrasse pour boire un rafraichissement, veillant à leur sac comme à la prunelle de leurs yeux. Arriva l'heure du retour et cette fois ci les deux amies ne purent pas s'asseoir. C'est donc debout près d'un des poteaux en fer qu'elles firent le trajet du retour.

Aku et son amie connurent beaucoup d'autres virées de ce genre mais l'une de ces sorties faillit mal se dérouler. Elles avaient pris un taxi et étaient toutes deux installé sur le siège avant à côté du conducteur lorsqu' au deuxième rondpoint une jeep leur coupa la route. Il y eut collision et Aku assise à côté de la portière senti le tableau de bord se rabattre sur ses genoux. La jeep ne s'arrêta pas et continua sa route alors que des étudiants accouraient porter secours aux passagers du taxi. A moitié effondrés sous le choc de l'accident qui venait de leur arriver, les six passagers furent évacués du véhicule. Totalement déclassé on voyait clairement l'impact du choc côté passager. Le chauffeur avait tout misé pour éviter la collision tout en se protégeant. L'amie d'Aku était traumatisée et refusa de remettre les pieds dans un autre véhicule pour le reste du trajet. Aku quant à elle conserva son sang-froid durant tout le déroulement de cet accident. Les étudiants s'indignaient de la réaction du conducteur de la jeep. Déjà connu, il s'agissait du fils d'un professeur habitant le plateau des professeurs. Certains se croyaient tout permis en toute impunité aux alentours du campus. Il est vrai que personne n'avait jamais osé porter plainte contre un fils de professeur.

MARATHON DANS LES TRANSPORTS EN COMMUN

Aku n'aimait pas emprunter les transports en communs surtout à cause des bousculades. Il fallait être rapide et souple ce qu'elle ne pouvait pas se permettre avec son pied bandé. Elle avait peur d'être heurté ou pire de tomber et d'être piétiné dans la foulée. Il lui fallut se résoudre à demander l'aide d'une ou l'autre cousine. Pour ramener des provisions ou pour aller faire ses courses au centre-ville. Deux de ses cousines étaient fortes pour cela, elles grimpaient dans le minibus non encore stationné et lui gardaient une place. Au risque d'engueulades avec l'un ou l'autre passager, à la fin des bousculades où elle, telle une princesse pouvait monter calmement prendre place. Un jour un passager leur fit remarquer qu'elles étaient forte car elles étaient les seules jeunes femmes dans le véhicule ne comptant que des hommes. Une autre fois elle étaient accompagné d'une de ses cousines qui avait son bébé de quelques mois. Au moment des bousculades la jeune mère confia l'enfant à une passagère, se jeta dans le mini bus par le coffre pendant que l'autre cousine attrapait une place pour Aku. C'était incroyablement efficace et ahurissant comme méthode qui attirait l'admiration mais la jeune fille ne se sentait pas sécurisée et opta pour être logé sur le site universitaire.

Aku discuta avec son père des préalables de son logement sur le campus. Celui-ci retissant au départ du se faire aux supplications de sa fille. Ils trouvèrent des convenances quant au budget mensuel, elle devait revenir chaque mois s'approvisionner au domicile familial. Elle eut une place dans un des locaux du home 150 situé près du « rond-point sentiment ». C'était un grand local, plus de deux cent personnes y logeaient. Quatre rangées de lits superposés s'alignaient sur toute la longueur du local. Les étudiantes logeaient à quatre par lit à savoir deux au-dessus et deux sur le lit du bas.

UNE PLACE AU HOME 150

Aku s'arrangea pour obtenir une place seule expliquant son problème de santé à la matrone des lieux. Dans le local elle retrouva une cousine mais aussi une étudiante de son auditoire qu'elle aida à trouver une place. Le local était occupé en majeur partie par des étudiantes de première année de graduat toutes facultés confondues. Un brouhaha y régnait du lever du soleil jusqu'à extinction des feux après onze heures du soir. Dans la foulée il ne manquait pas de dispute et autres mésententes.

Les vols de tout genre étaient monnaie courante, Aku et sa cousine en furent victimes. Elles revenaient de la maison avec une double provision de semoule de manioc et de riz qu'elles déposèrent près de leur lit le temps d'aller saluer des étudiantes voisines. A leur retour les provisions avaient disparu.

Les espaces entre les lits étaient si petits qu'on avait à peine la place pour se déplacer. La jeune fille avait donc sa valise et quasi tous ses effets, notes compris, sur son lit. On mangeait aussi sur le lit. A part le repas dont sa cousine se chargeait la plupart du temps, la jeune fille avait toujours un pot de chocolat ou de mayonnaise. Il y avait des jours où elle ne mangeait que du pain. Les autres étudiantes trouvaient cela bien maigre comme repas mais se gardaient bien de lui faire la remarque.

Les homes estudiantins ne disposant pas de restaurant, les étudiants devaient se débrouiller seul pour préparer. Elles cuisinaient soit sur les quelques réchaud électriques ou sur des brazzero appartenant à l'une ou l'autre étudiante. Les filles pouvaient se montrer si incompréhensive voir méchante à tel point. Certaines tenancières de brazzero pouvaient vouloir récupérer leur brazzero en pleine cuisson. Impatiente, elles allaient jusqu'à renverser la casserole en l'absence de celle qui préparait. Ce geste avait pour conséquence d'affamer tout un groupe d'étudiantes.

LA LOI DES HOME ESTUDIANTIN

A part sa cousine et l'étudiante de son auditoire, Aku ne fréquentait pas grand monde. Pendant les heures libres elle se refugiait sur son lit à l'étage pour revoir ses cours. Par ses manières et surtout son franc parler, Aku avait déjà à son insu été classée parmi les filles européenne. Rares étaient les étudiantes qui l'approchaient pour lui adresser la parole. Depuis le jour où une de ses voisines de lit avait émis des remarques déplacées sur son nom et avait été remise à sa place par le français impeccable, les autres comprirent qu'Aku avait une connaissance de cette langue supérieure à la moyenne parlée dans le public présent. A partir de ce jour beaucoup témoignèrent à la jeune fille encore plus de respect et d'égard. Sans en être consciente, elle intimidait les autres par ses airs de « fille de bonne vie ». Certaines osaient un bonjour respectueux auquel elle répondait sans sourire. Les gens tenaient beaucoup au paraitre, cela provoquait une sorte de complexe et d'adversité.

Trop calme et parfois le regard chargé de tristesse, Aku éloignait par son comportement. Les autres filles n'osaient pas se confronter à elle par peur du ridicule. Cela lui évita bien des soucis dû à la mêlée d'une vie entre filles.

Les sanitaires ne répondaient pas toujours aux normes d'hygiène. Des douches communes où Aku ne se rendait qu'une fois que la meute avait fini. Afin d'éviter d'être éclaboussée ou d'être regardée comme une extra-terrestre à cause de son pied bandé. Pour ne pas mouiller celui-ci elle devait s'asseoir sur un petit tabouret et tenir son pied surélevé. Heureusement pour elle la meute se lavait à partir de cinq heures du matin. Les unes se lavaient sur la pelouse de la cour intérieure du home pour gagner du temps. Vers sept heures elles avaient presque toute fini, les cours débutant à huit heure la jeune fille avait pleinement le temps de faire sa toilette à son aise et à l'abri des regards.

L'accès au home des étudiantes était interdit aux garçons, dans le but de protéger les filles. Pour les visites les étudiants devaient passer par l'intermédiaire d'une camarade étudiante. Une qui aurait l'amabilité d'aller transmettre le message à la chambre souhaité. A ce propos une anecdote est née de cette manœuvre où une étudiante à qui on aurait demandé d'aller appeler une visitée dans une chambre du rez-de-chaussée aurait répondu qu'elle ne montait pas au rez-de-chaussée.

Un matin vers six heures il y eut un appel pour Aku, la messagère vint crier à trois reprises le nom de famille de la jeune fille « Aku Falobiiiii ! ». Dans la foulée le brouhaha s'estompa, tous les regards cherchaient qui était le porteur de ce nom à caractère et consonance quelque peu injurieux. Bien sûr Aku ne leur fit pas le plaisir de se manifester publiquement. Elle se dirigea discrètement jusqu'au hall d'entrée où elle aperçut son visiteur. Un voisin de quartier étudiant en médecine que le père de la jeune fille avait chargé d'apporter des provisions à la jeune fille se tenait tout souriant à sa vue. La jeune fille eut pour premier réflexe des remontrances à l'intention de son visiteur car elle lui avait déjà prévenu qu'en cas de visite il lui suffisait juste de donner le prénom ainsi que la promotion et la faculté de la jeune fille au messager. Il lui aurait ainsi évité les désagréments des regards inquisiteurs à l'entente de son nom qui avait un caractère quelque peu « injurieux ».

LA MARCHE DES ETUDIANTS

Un évènement marquant la vie politique vint à perturber la quiétude de cette première année sur le campus. La crise économique et tout ce qui s'en suivait sur le plan social était au plus bas. Les étudiants de toutes les universités de la capitale s'entendirent de commun accord pour une marche de protestation contre les dirigeants en place. Des véhicules réquisitionnés pour l'occasion furent mis à disposition de tout étudiant désirant prendre part à cette marche.

N'eut été les protestations de sa cousine en pleurs, Aku aurait voulu prendre part à la marche. Elle était trop enthousiasmée de pouvoir participer à un événement qui devait marquer l'histoire de sa vie estudiantine. Tout était bien organisé, des bus parés aux entré des homes prêts à les emmener au cœur de la marche. L'accompagnement de quelques camarades étudiants chargé d'assurer la sécurité des filles. Elle dut pourtant se résoudre à écouter la voix de sa cousine. De plus les rumeurs présageaient qu'il y aurait du grabuge.

Les politiciens ne voyaient pas cette marche d'un bon œil, ils avaient envoyé des militaires sur le campus et partout en ville afin de stopper le mouvement des étudiants rejoint par la population. A cette nouvelle, la jeune fille et sa cousine prirent quelques effets et se dirigèrent vers le plateau des professeurs. Là-haut, elles trouvèrent momentanément un refuge auprès d'autres » cousins ».

La marche des étudiants mobilisa plusieurs universités de la place. Par la suite, les étudiants mirent en fuite un dirigeants politique du pays et plusieurs personnalité considérés comme des traitres. Il y eut des incidents mineurs mais en général cette marche connut un grand succès. Ce fut malheureusement la dernière fois que les étudiants se mobilisèrent autant. Aku et sa cousine regagnèrent leur dortoir le soir même.

Au cours d'un aller-retour à la maison, une grosse pluie surprit Aku alors qu'elle revenait vers le home. Elle eut une grosse fièvre, une de ses voisines l'ayant vue grelottant sous son drap alla vite lui faire une tasse de thé bouillante qu'elle l'obligea à boire avec un cachet. Deux autres voisines se mobilisèrent à son chevet, elle fut très touchée par d'autant d'attention. De naturelle plutôt solitaire, préférant éviter les autres, elle pensait passer inaperçue. Elle fut remise sur pied et pu dès le lendemain reprendre les cours.

LA PERTE D'UN FRERE

Le frère d'Aku étudiait non loin du campus et venait de temps en temps lui rendre visite avec son meilleur ami. Les deux garçons se disputaient la place du premier de la classe, tous deux très brillants. Malgré la maladie son frère était très studieux, à dix-neuf ans il était très distingué. Il faisait la joie de leurs parents contrairement à Aku et à leur cadet à qui leur père faisait des remontrances et autres réprimandes à longueur de journée. Aucune fois lui n'eut à recevoir de reproches. La rivalité était fréquente entre eux mais lorsque leur mère quitta le toit conjugal, les liens fraternels se resserrèrent surtout en période de crise. Elle essayait de soulager les douleurs de son frère soit par un massage où lui conseillait d'aller toquer à la porte de la chambre de leur père qui finissait par veiller sur lui toute la nuit.

Le frère venait de passer en première secondaire. Au mois de septembre, quelques temps après la rentrée des classes, il succomba à une crise. Cela se produit en l'absence de leur père parti pour deux semaines en province. Leur mère avait pris l'initiative de conduire leur fils à l'hôpital. Celui-ci ne souffrait pourtant pas de douleur apparente cependant il ne s'alimentait plus. Il fit un rejet de la transfusion qui lui fut fatal. Leur mère impuissante revint au domicile conjugal le regard vide. Le père fut informé par téléphone et n'en revenait pas. Il avait laissé son fils en bonne santé. Il donna ordre qu'on attende son retour pour l'enterrement. Ce fut un déchirement, la mort ne frappait pas que chez les autres. La mère ne supporta pas cette perte, inconsolable elle quitta définitivement le toit conjugal. Avec la mort de ce fils, prunelle de ses yeux, pour qui elle aurait donné sa vie s'il l'aurait fallu, elle jeta l'éponge d'une vie conjugale mitigée.

MOMENT D'INCERTITUDES

Après le décès de son frère la jeune Aku commença quelque peu à paniquer car les rumeurs allaient bon train. Les gens n'accordaient pas d'espérance de vie à un drépanocytaire. Pour eux s'étaient des moribonds, « bana ss », des « akufalobi » comme on les surnommait. Au pire encore ils étaient traités d'enfants sorciers. Il leur était reproché de consommer à eux seul le butin de la famille par le cout excessif des soins répétés au quotidien.

Par un moment de désespoir, la jeune fille sentit l'abattement la gagner. Cette maladie était-elle synonyme de mort comme tout le monde le prétendait ? Dans des moments de pareil égarement la providence lui envoyait de l'aide en la présence d'une ou l'autre personne. Une présence lui intimant de se ressaisir, de prendre courage et de persévérer. Elle trouva cette force dans la présence de son amie Mwa désiré, dans ses quelques cousines qui la chapotaient très souvent, de personnes qui l'ayant côtoyé lui disaient qu'elle avait le potentiel d'une grande dame. Ces gens lui apportaient leur soutient lui disaient qu'elle irait loin dans la vie. Il y avait aussi son frère qui malgré les quelques disputes lui était très dévoué. Depuis la disparition de leur frère, ils étaient très complices à tel point que les gens les prenaient pour un couple.

UNE VISITE SURPRISE

Assise sur le coffre de la Toyota de leur père, garée dans la cour de la parcelle, Aku fut surprise par la visite surprise de Nao son amie d'enfance. En voyage pour rencontrer sa famille, elle repartait au bout de deux semaines mais n'aurait jamais pu manquer l'occasion de revoir son amie. Les retrouvailles se firent un soir dans la pénombre de la nuit tombante. Chaque soir Aku s'installait sur ce coffre, sa place favorite pour prendre l'air dans les soirées caniculaires de leur pays. Avec la coupure d'électricité habituelle elle ne reconnut pas tout de suite son amie flanquée d'un frère lui ayant servi de guide. Elle crut que s'étaient les nombreux étudiants qui venaient chercher leur père. Les cris et les pleurs fusèrent sous de longues étreintes lorsque Aku reconnut enfin son amie d'enfance. Elle n'en croyant pas ses yeux.

Elles parlèrent longuement de tout et de rien. Aku était avide des nouvelles fraiches de son pays d'enfance tant chérit. Nao lui fit savoir que tous les élèves avaient à plusieurs reprises envoyé des colis ainsi que des lettres qui étaient resté sans réaction. Quant à eux ils avaient bien reçu un courrier qu'elle leur avait envoyé via un voyageur. Elle y avait alors glissé une photo devant laquelle quelques élèves avaient fondue en larmes. Les deux amies se quittèrent se promettant d'essayer de garder contact.

Elle reçut ainsi des rares visites surprises qui lui remontaient le moral. Nzola et sa sœur aussi dont la mère fit quelques voyages n'avaient pas oublié leur chère amie. Les deux sœurs lui envoyèrent soit des habits soit une petite somme d'argent susceptible de l'aider un tant soit peu.

CRISES EN MILIEU UNIVERSITAIRE

Au cours de sa vie estudiantine, Aku eut quelques crises. Aidé par des camarades étudiantes, elle se rendait au home censé loger des étudiants en médecine afin de lui faire une injection. Au cas où les douleurs persistaient, elles l'aidaient à rentrer à la maison.

Elle fut sou logée par une ainée amie de la famille. Celle-ci avait obtenu une place au home le plus proche des facultés. Le home « Vatican » se situait en amont de la route en pente que les étudiants devaient gravir tous les jours. La longue route reliait le terminus des transports au sommet du campus universitaire. Manquant de lit l'ainée s'entendit avec Aku dont le père avait fait faire un lit en étage pour l'occasion.

Le local qu'on leur avait attribué était censé loger plus de 100 étudiantes en comptant deux à quatre têtes par lit superposé. C'était un local désaffecté situé au sous-sol juste à côté des fausses sceptiques du home. Il en résultait que le local croulait sous l'odeur nauséabonde. Les étudiantes n'étaient pas à l'abri de fuite pouvant provoquer l'inondation par la fausse débordante.

La mère d'Aku revenu d'un long voyage vint lui rendre visite en vue d'inspecter les lieux où elle logeait. Aku revenait d'une longue journée d'étude et n'avait qu'une seule envie, celle de s'étendre et de se reposer. Elle trouva sa mère sous un des arbres de la grande cour devant le home. Indignée et prostrée par la piètre image des lieux, la mère ne contenait plus ses mots. Ressassant l'échec de son mariage attribué à sa rivale que sa propre fille soutenait d'après elle. Rien ne pouvait plus l'arrêter ni les plaintes de sa fille en phase à un mal de crane.

Aku excédée par les propos de sa mère connut une crise fulgurante qui ne passa pas. Après s'être refugié sur son lit pour avoir la paix, elle prit des cachets mais rien n'y fit. Elle se sentit très mal. En pleurs au bout de deux heures elle fut chargée sur le dos de l'ainée aidé d'une de ses amies. Les étudiantes portèrent la jeune fille à tour de rôle jusqu'au transport en direction du domicile familiale.

CALCULS BILIAIRES

Aku eut des problèmes avec son ventre. Elle avait du mal à avaler des aliments solides. Son estomac la faisait terriblement souffrir, elle ne pouvait se tenir debout. Sa grand-mère paternelle lui conseilla de se coucher sur le ventre et de laisser les petits enfants s'asseoir sur son dos, cela calmait quelques peu ses douleurs abdominales. Pendant un mois, une tante maternelle vint à son chevet et essayait de lui faire avaler ne fut ce que de la mie de pain trempé dans du lait. Aku ne parvenait plus à s'alimenter. Elle avait fortement maigri, on en voyait ses cotes.

Au bout d'un moi leur père se décida à entendre les supplications de sa fille et la conduit à l'hôpital. Elle fut dirigée vers une ancienne connaissance de leur père spécialiste en médecine interne. Le médecin lui fit passer une gastroscopie, appelant le père, il lui montra le tube digestif de sa fille parsemé de plaies, d'ulcères. L'homme indiquât au père que sa fille souffrait d'une infection de la vésicule biliaire. Une opération était nécessaire mais avant cela il fallait soigner son estomac afin qu'elle puisse correctement se nourrir et reprendre des forces.

Il leur prescrit des petites gélules qui eurent un effet révolutionnaire. Aku non seulement ne souffrit plus mais elle mangeait toutes les trois heures la moitié d'un gâteau avec du thé dans un thermos qu'elle avait en permanence à côté de son lit. Cela lui valut de vite récupérer et même une prise de poids considérables. Le père voyant le rétablissement de sa fille lui intima de retourner à ses études mettant de côté l'intervention. Elle reprit les cours et le chemin du campus.

La vésicule biliaire revint en charge alors que la jeune fille était en pleine session. Son ventre ballonné et une pâleur tendant vers un jaunissement de tout son aspect physique la terrassa. Elle revint à la maison et pendant une semaine gisait en pleurs sous l'indifférence de toute la maisonnée y compris de son propre père.

C'EST MA MORT QUE VOUS VOULEZ

Au bout d'une semaine de douleurs et de réflexion, elle en était arrivée à se poser des questions sur le but de son existence. Si cela devait toujours se passer dans cette répétions de souffrances et surtout de se sentir abandonné, elle ne voyait plus de sens à la vie. Elle demandait à Dieu de la prendre afin qu'elle trouvât enfin le repos et fermait ses yeux de toutes ses forces espérant ne plus se réveiller. Elle était fatiguée de se battre pour ce qui n'était en fait que le droit à l'existence.

C'était un dimanche, elle entendait la voix de son père qui bavardait tranquillement avec son ami de longue date. Dans le salon juste derrière la porte de la chambre où elle gisait en pleurs. Plusieurs jours durant, elle avait crié sa douleur demandant, réclamant d'être soignée. L'ami de son père avait lui aussi un petit garçon drepano et avait le tact de s'enquérir de la situation de la jeune fille auprès de son ami. Celui-ci se contentait d'émettre son exaspération car selon lui la jeune fille tendait à exagérer, à se laisser aller, une hypocondriaque etc.

Après une dernière prière demandant pardons à Dieu pour son acte, Aku fit appeler un petit neveu. Elle lui demanda de lui acheter une lame de rasoir. Quelques minutes après, munie de la lame de rasoir, Aku sortit de sa chambre et s'adressa à son père. Elle lui demandait des sous pour se rendre dans un dispensaire afin d'y recevoir un quelconque soin qui pourrait la soulager. Celui-ci lui jeta à la figure qu'il en avait assez, qu'il faisait tout son possible pour elle et qu'elle persistait à « aimer la maladie ».

A ces mots la jeune fille ne vit que du rouge et rétorquant à son géniteur que comme manifestement il était clair que ni lui et ni sa famille n'avaient cure de sa présence ils seraient donc contents qu'elle leur ficha la paix, ils allaient être servit. A ces dires elle prit la lame et se trancha à plusieurs reprise le poignet sous les yeux pétrifié de son père. Celui qui eut le reflexe le plus rapide fut l'ami de son père. L'homme se précipita pour arracher la lame des mains de la jeune fille, la lame tomba par terre, elle la récupéra à nouveau mais fut arrêté par l'ami de son père. Elle alla finalement s'enfermer dans sa chambre.

Le père appela son jeune frère, aide-soignant afin de venir ausculter le poignet de la jeune fille. Il fallut défoncer la porte de la chambre. Au début retissant, rappelant à l'oncle qu'il n'a jamais daigner la soigner, elle finit par se laisser faire. L'oncle lui dit sans protocole que ce n'était rien de grave. La lame n'avait pas touché de grosse veine, elle n'avait qu'à changer le pansement au bout de quelques jours.

Le lendemain matin le père vint réveiller Aku de bonheur. Ils partirent pour l'hôpital, elle eut enfin droit à des soins. Quelques jours plus tard l'intervention fut programmée.

LA COELOSCOPIE

Par chance, elle rencontra dans les couloirs de l'hôpital, le médecin qui l'avait quelques mois auparavant consulté et prédit l'opération. Celui-ci la mit au courant qu'une équipe belge œuvrait dans un hôpital du centre-ville. Ils avaient une nouvelle technique d'opération par cœlioscopie. Moins éprouvante et traumatisante par rapport à la méthode utilisé jusque-là dans les hôpitaux locaux où l'on ouvrait l'abdomen et vous laissait une plaie béante pendant six mois. Cette technique se présentait le mieux dans le cas de la jeune fille.

Le médecin put convaincre le père d'Aku et les recommanda auprès du médecin directeur de ladite hôpital. La cœlioscopie se passa bien. Mis à part le fait que la jeune fille dormit toute une journée au sortir de la salle d'opération. Elle fut remise sur pieds au bout d'une semaine d'hospitalisation. Une cousine lui servit de garde malade. Celle-ci l'aidait à faire sa toilette, elle logeait sur place et s'occupait aussi de la lessive. La nourriture provenait chaque jour du domicile familial.

AMITIES SUR LE CAMPUS

Complètement remise sur pied, Aku reprit les études. Elle préférait rester loger sur le campus car ça lui épargnait les déplacements. En weekend end alors que beaucoup d'étudiants rentraient chez eux, la jeune fille passait son temps sur le campus. Elle s'était lié d'amitié avec une étudiante fille d'un pasteur, c'est l'autre jeune fille qui par perspicacité s'attacha à Aku de nature solitaire. Kenda était une robuste jeune fille d'humeur toujours joyeuse et un peu mêle tout. Ainée d'une famille modeste elle n'avait pas beaucoup de ressource subsidiaire, alors les deux jeunes filles par leur entente se complétèrent d'une façon que chacune en sortait gagnante.

Aku disposait de suffisamment de provisions mais de par ses problèmes de santé n'était pas très forte en travaux ménager. Kenda accomplissait sans problème les tâches ménagères. Elle faisait le marcher à une vingtaine de minutes en contrebas de la colline inspirée, préparait la nourriture et faisait quelques fois la lessive pour elles deux. Kenda était dans une autre faculté, elle prenait part à beaucoup de taches estudiantines. Protocole dans leur église où elle se rendait quotidiennement. De plus, elle parlait les quatre langues nationales.

Les deux jeunes filles s'entendaient bien jusqu'à ce que le cercle des étudiantes du dortoir s'élargisse. En effet pour économiser le temps, beaucoup d'étudiantes dans le dortoir se regroupaient soit par lit voisin soit par connaissance. Pour la nourriture et les autres taches. Mais quelques-unes devaient toujours abuser de l'hospitalité des autres ce qui à la longue faisait éclater le groupe. Il en fut de même pour Aku et Kenda jalousé par quelques étudiantes. Un jour elles lui cherchèrent des problèmes pour une question de nourriture. Kenda fit part des mauvais propos des autres à Aku. Ces filles n'auraient jamais osé s'exprimer devant la jeune fille. Kenda voulu prendre ses distances mais son amie lui fit comprendre qu'elle ne dépendait ni matériellement ni financièrement d'aucune de ces filles. Celles-ci n'agissaient que par simple jalousie et méchanceté gratuite. Quant à Aku elle ne la condamnait ni la jugeait.

Les disputes et autres concurrences étaient fréquentes dans les dortoirs. Les filles avaient les unes envers les autres des propos très virulents pouvant conduire à une bagarre. Porter atteinte à l'intimité de l'autre pour la blesser moralement ou physiquement. Gare à l'une des deux qui aurait eu le malheur d'avoir un quelconque défaut corporel ou d'être trop mince par rapport à sa rivale Il en fut ainsi d'une querelle qui se passa sous les yeux d'Aku entre Kenda et une autre fille. Kenda bien en chaire traita la seconde de « moribonde » traduit intégralement en lingala cela donnait « akufalobi ». L'autre fille était moins grasse, ce terme était aussi utilisé pour qualifier une personne atteinte de drépanocytose. La société les considérait comme des condamnés, on ne leur accordait pas une longue existence. De plus leur apparence palot et parfois mince et frêle leur faisait se distinguer des gens sains.

BAS LES MASQUES

Aku jusque-là de par sa présence et sa ténacité réussissait à camoufler sa fragilité. Elle avait bâti un mur de froideur pour se protéger de la méchanceté des autres. Peu de gens soupçonnaient et surtout ne la savaient anémique ou drépanocytaire pas même Kenda. Mais petit à petit la maladie prenait le dessus, les crises se répétaient, son apparence en prenait aussi un coup. Elle devenait plus frêle, plus pale et la jaunisse de ses yeux s'accentuait. Un soir alors que Kenda accompagné de deux autres étudiantes la transportaient en quête d'un étudiant en médecine pouvant lui faire une injection pour combattre une énième crise. La camarade d'Aku lui demanda alors la cause de la dégradation de sa santé et des crises à répétition. Kenda resta bouche bée lorsque son amie fit allusion à ladite dispute pendant laquelle elle avait injurié l'autre fille d'« akufalobi ».

Cependant leur amitié ne connut pas d'entrave, bien des fois Kenda rapporta des propos d'autres étudiants. Ayant connaissance des problèmes de santé de la jeune fille ils se demandaient pourquoi elle ne restait pas à la maison. Pour eux la jeune fille ne connaitrait aucune percée par des longues études, elle aurait mieux fait de se résigner et d'accepter la fatalité. Bien sur la jeune fille n'avait cure de tous les per sifflements des autres car elle s'était fixé un objectif et était bien déterminé à l'atteindre. Elle n'avait pas le temps de s'asseoir avec des gens pareils et donc préférait sa solitude.

NECROSE DE LA TETE FEMORALE

PLATREE JUSQU'À LA CEINTURE

En fin de graduat la jeune fille eut un choc qu'elle occasionnait au fait des transports en communs. En effet les minibus avaient troqué les banquettes en cuir contre des bancs en bois dont les rangées étaient trop rapprochées pour gagner en nombre les passagers étaient inconfortable. Pour les personnes qui avaient de longues jambes tel Aku c'était un calvaire quotidien. De plus il fallait écarter les jambes, le postérieur de la personne assise devant débordant des minuscules bancs. Faire le trajet dans ces positions inconfortables était un véritable supplice.

Un jour assise à l'un des bancs, elle ressentit un choc au niveau de la hanche avec les secousses du trajet. Quelques jours plus tard elle boitait et avait du mal à écarter les jambes, au simple mouvement de se lever, elle en ressentait un blocage au niveau des hanches. La jeune fille essaya de ne pas y prêter attention se disant que c'était passager. Au bout de quelques mois pourtant, elle eut un blocage total et boitait sérieusement.

Elle se rendit au centre hospitalier pour anémique en compagnie de son père et de sa mère. Le médecin diagnostiqua une nécrose de l'os du fémur. Il estima que la jeune fille aurait dû se présenter au centre dès les premiers symptômes, un traitement par antibiotiques aurait palier au mal. Le fémur était déjà fortement entamé et s'était déplacé, il fallait la pose d'un plâtre d'après le praticien. Contrairement à la prescription du médecin, la pose du plâtre nécessitait une hospitalisation car le plâtre devrait être porté pendant deux mois, le père de la jeune fille préféra la ramener au domicile familial après la pose du plâtre.

Le plâtre prenait la jambe droite et toute la ceinture du bassin, comme un demi pantalon. Cela faisait qu'Aku était totalement dépendante des autres. Elle devait être transporté en position couché par plus de trois personnes tant le plâtre pesait. Ils louèrent un minibus, celui-ci arrivé à bon port s'arrêta dans la rue devant la parcelle. Quelques jeunes garçons de la rue vinrent porter main forte pour la transporter à l'intérieur sous les regards des curieux passants et voisins du quartier.

Au début Aku put dormir au salon car avec la chaleur tenace ajouté à l'épaisse couche de plâtre, la jeune fille ne trouvait pas le sommeil dû à l'inconfort du plâtre. Très vite leur père fit installer un ventilateur dans leur chambre et la jeune fille du regagner son lit. Aku avait donc besoin d'aide pour faire ses besoins et pour tout autre problème.

Aku tint un moi mais perdit vite patience de devoir attendre quelques fois trop longtemps avant que quelqu'un arriva. Enfermée dans une petite chambre ou elle suffoquait sous une chaleur pesante, elle entreprit avec l'aide de trois petits neveux de se lever. Ceux-ci suèrent à grosses gouttes mais finirent par réussir à soulever et à redresser leur grande cousine pareille à un tronc d'arbre. Quel fut l'étonnement des autres de la voir débarquer au salon sans l'aide de personne avec le sourire complice de ses petits compères. Après ça elle réfléchit à un autre moyen de se lever sans l'aide de qui que ce soit. A force de perspicacité elle y arriva en s'aidant de sa jambe libre et de ses bras évitant de justesse une mauvaise chute à cause du poids du plâtre. Elle redevint ainsi quelque peu indépendante. Elle pouvait enfin sortir prendre l'air sur la véranda. Le deuxième moi passa vite et le plâtre fut retiré. Après ça elle dû faire de la kiné mais la sensation de boiter persistait. Les remarques et la vigilance de leur père qui reprenait la jeune fille au moindre laisser aller la força à corriger sa tenue.

Sa mère devait être à son chevet, celle-ci revenait souvent lorsque sa fille traversait une crise. Elle était censée lui servir de garde malade mais leur rapport prenait souvent des proportions désastreuses. Il n'y avait pas de réelle complicité entre la mère et la fille dû au fait de la longue séparation. Celle-ci n'avait pas voulu se remarier bien qu'à leur séparation elle n'avait que 25 ans. Pour des raisons religieuses prétextait elle, pourtant bien des hommes avaient fait des démarches pour la conquérir. Devenue pasteur dans leur Eglise elle tergiversait à longueur de journée dans des propos parfois contradictoires voulant absolument rallier sa fille à sa cause. Aku faisait office de déversoir pour des paroles sortant de la bouche d'âme d'une mère meurtrie, rempli d'amertume dû à la rupture. Plus d'une fois ce furent des prises de bec qui finissaient en scenario digne d'un drame. En Europe elle aurait été suivie car elle portait très mal les séquelles de cette séparation de la rupture survenue il y a plus de vingt ans.

MEMBRE D'UNE ASSOCIATION

La jeune fille repris de nouveau les études, entre temps elle fit la connaissance de deux autres drépanocytaires suivi au centre des drépanocytaires. Ils étaient également membre d'une association de drépanocytaires. La première était Mona la présidente de l'association chez qui se tenaient les réunions. Cadette et fille unique, elle était la seule à souffrir de drépanocytose. Leur père avait travaillé dans la diplomatie, ils avaient beaucoup voyagé en Europe cependant celui-ci était décédé précocement. La mère élevait seule ses enfants.

Mona ne sortait quasiment jamais, ils avaient une grande parcelle avec des domestiques. De tous les drépanocytaires que Aku avait pu rencontrer, Mona était bien la plus déroutante. Elle n'avait pas sa langue en poche, un petit bout de femme mais qui disait haut et fort ce qu'elle pensait. Sans protocole, devant n'importe qui même les autorités politiques présents à certaines manifestations auxquelles Aku fut invité en eurent pour leur compte.

Le deuxième était Bajo, le vice-président de l'association. Cadet, seul garçon et seul drépanocytaire, ses sœurs et ses parents lui téléphonaient à longueur de journée pour savoir ce qu'il faisait ou pour lui intimer de rentrer à la maison, c'était drôle à voir en même temps Aku était touchée par l'affection et le soutien dont était entouré son ami. Aku fut invité à rejoindre l'association mais n'y pris que rarement part aux réunions. Elle était trop occupée avec ses études mais elle passait de temps en temps rendre visite à Mona.

La nouvelle d'un assistant médicale qui aurait trouvé le moyen de guérir les ulcères par une greffe de la peau au centre hospitalier parvint aux oreilles d'Aku. Cela aurait marché pour une drepano. Bien décidée à tenter sa chance, elle aurait tout fait pour subir cette opération, une lueur d'espoir dans les yeux. Le cout de l'opération était cependant de cent dollars.

Par un heureux hasard, elle put se procurer l'argent avec l'aide de son amie Mwa désiré. Son amie, après la fin de ses études universitaire, avait pu retourner en Europe avec sa famille. Celle-ci téléphonait de temps en temps pour avoir des nouvelles de son amie et n'hésitait pas à lui envoyer de temps à autres quelques sous pouvant l'aider tant soit peu. A l'époque le seul téléphone portable était celui de leur père. Inquisiteur, il finit par apprendre que sa fille avait reçu de l'argent mais. Elle lui annonça son projet et sa démarche pour l'opération. Celui-ci dû plier devant une telle détermination, faisant profil bas y apporta sa contribution.

HOSPITALISATION EN VUE DE LA GREFFE D'ULCERES

Le cœur lourd, accompagnée de son frère, Aku s'inscrit à la réception du centre hospitalier. On leur indiqua une place dans la première chambre après la salle d'urgence. Il abondait toujours tant de malades et leurs familles. Il y avait une odeur insoutenable indescriptible dans ces chambres d'hôpital. La chambre dans laquelle Aku pénétra comportait quatre lits alignés l'un à côté de l'autre, au bout se trouvait une porte donnant sur un couloir arrière. L'air été imprégné d'une odeur qui pinçait le cœur de la jeune fille.

Au troisième lit se trouvait une jeune fille flanquée de sa grande sœur, elles attendaient l'attestation de sortie. Elles étaient très complices. La plus jeune était drepano, elle avait eu une crise. Tout comme Aku, elle avait aussi un ulcère au pied. Le courant passa très vite entre les jeunes gens. La plus jeune sœur faisait de la couture malgré son pied malade. Cela toucha Aku, après des encouragements réciproques, les deux sœurs rejoint par leur mère quittèrent l'hôpital.

Aku et son frère allèrent s'installer dans la cour du centre hospitalier car ils suffoquaient dans cette chambre. Quelques heures plus tard leur père arriva pour avoir les détails du déroulement de l'intervention et voir la chambre ou logerait la jeune fille. On pouvait percevoir qu'il n'était pas dans son élément, il ne s'éternisa pas. Lui et le frère de la jeune fille regagnèrent le toit familial laissant la jeune fille s'installer dans l'un des lits de la chambre. Elle choisit le lit le plus proche de la sortie comme par reflexe. Le lendemain la mère de la jeune fille arriva pour assurer la garde bien que sa fille s'était d'abord arrangée avec l'une de ses tantes et une cousine.

LES PIEDS ET L'AME MEURTRIS

L'intervention fut programmée, Aku ne savait pas encore qu'elle allait vivre l'expérience la plus traumatisante de sa vie.

La salle d'opération n'était pas plus grande que deux cabines téléphoniques. Il n'y avait pas d'équipements spécifique. Mis à part la haute couchette faisant office de table d'opération, le matériel dont disposaient le praticien et son assistant, un étudiant en médecine, étaient des petites lames, deux pinces, quelques compresses, de l'alcool et un flacon de xylocaïne.

Pour commencer la jeune fille reçue la xylocaïne en injection, aux abords des plaies, comme anesthésie. Pour une personne habituée à recevoir des ampoules de diclofénacs en dose massive, cette injection n'eut aucun effet anesthésiant. Aku souffrit le martyr tout le long de cette intervention. Ses cris et ses pleurs se firent entendre dans tout l'hôpital, déchirant le silence des chambres où gisaient les malades et leurs familles prostrés. Le temps s'était arrêté pendant un instant comme uni dans sa souffrance. Sa mère en larmes et en prière prostré derrière la porte de ladite salle d'opération, de l'être évacuée. Son père lui se tenait dans la chambre près de la fenêtre, il avait un regard vague.

Ayant épuisé son souffle à hurler et pleurer, la jeune fille en était à bout et ne se débattait plus sous la poigne de fer de l'étudiant. Celui-ci lui avait maintenu ses poignets d'un bras de fer pour lui éviter tout mouvement brusque. Le praticien en sueur, après avoir décapé les plaies, préleva des filaments de peau sur la cuisse de la jeune fille qu'il greffa sur les plaies. Avec des paroles réconfortantes, il pensa et banda les pieds et la cuisse d'Aku. L'opération finie, le praticien souleva la jeune fille et la transporta lui-même jusque dans son lit, deux chambres plus loin.

De retour dans son lit sous les yeux hagards des parents. Elle ne s'était pas encore remise de ce qui venait de lui arriver. Le praticien les rassura que tout s'était bien déroulé, que leur fille serait bien prise en charge. Elle devait garder les jambes surélevées pendant deux moi, c'était là la condition à la réussite de l'intervention. Le père de la jeune fille ne put prononcer aucun mot étant resté seule face à sa fille, il prit juste une enveloppe qu'il remit au frère de la jeune fille pour la lui remettre, elle contenait de l'argent, et ils s'en allèrent.

DEUX MOIS A COTE DE LA MORT

Les deux mois que passa Aku dans ce centre furent les pires moments de sa vie. Chaque jour il y avait des cas de décès. Heureusement cela n'arrivait que dans les autres chambres.

Un jour une jeune fille arriva avec son bébé mais par manque d'argent il ne fut pas soigné et il décéda. Le corps du bébé fut déposé sur une petite table dans le couloir interne qui passait de l'autre côté des chambres. Juste à côté de la chambre de la jeune fille, celle-ci pouvait voir ce corps déposé là tel une poupée sans vie, un beau gros bébé. Très vite des fourmis envahirent le corps du bébé. Quelques heures plus tard, une infirmière vint avec un pagne et emballa finalement la dépouille de l'enfant. Très tard le soir, il fut emmené à la morgue.

Une autre fois en pleine nuit un père arriva avec son fils de trente-trois ans en pleine crise. Le médecin de nuit était une femme, celle-ci fit passer un tas de test au malade pour finir par annoncer au père qu'il n'y avait plus de sang. Il lui fallait aller en acheter ailleurs. Le père avait à peine franchi le coin de la rue qu'on le rappela, son fils était décédé. Le cri du père déchira la nuit, si on ne l'avait pas retenu il aurait battu le médecin lui reprochant de leur avoir fait perdre du temps. Au lieu de leur dire directement qu'il n'y avait pas de sang, ultime solution à une crise drépanocytaire. Il aimait et était fier de son fils qui était étudiant et père de trois enfants. Il n'en était pas fatigué, cette femme lui avait volé la vie de son fils criait le père en larmes.

Aku déprimait dans ce décor macabre, elle percevait les choses dans un bouillard nauséabonde et broyait du noir jour et nuit. Pour couronner le tout, sa mère censée l'aider lui mettait les nerfs à vifs. La jeune fille ne souriait plus, n'adressait la parole à personne. Ses yeux à l'expression très agressif suffisaient à repousser tout curieux qui passant dans le couloir s'avisait de vouloir venir perturber sa quiétude. Heureusement pour elle, sa chambre était presque en permanence vide.

DENZU DREPANO AU 3E DEGRE

Une autre drepano partageait de temps à autres un des lits de la chambre, elle s'appelai Denzu. Drépanocytaire plus qu'atteinte, sa seule vision était insoutenable. C'était un visage de souris sur une peau goudronneuse, petite de taille et amaigri par la maladie et la faim. Des ulcères aux pieds terminaient le tableau. Son visage aux yeux exorbité et à la dentition déformé lui donnaient l'apparence d'un petit rongeur. N'ayant aucun moyen de subsistance, elle dépendait de l'une ou l'autre personne de bonne volonté. On lui donnait soit un reste de repas, soit de quoi se faire un pansement car elle se soignait seule. Sans sous, le corps médical ne la regardait même pas.

Il en était ainsi de plusieurs autres malades qui avaient fini par devenir des résidents dans ce centre, des résidents dont on ne s'occupait pas. Ce qui consterna Aku c'est que Denzu était chassé par l'administrateur du centre. Elle devait libérer le lit au cas où il y aurait salle comble. Le centre était devenu comme pour beaucoup de patients, un second domicile. Un jour l'administrateur débarqua dans la chambre pour menacer Denzu de quitter les lieux alors que les autres lits étaient vides. Aku lui jeta un de ces regards plein de reproches que l'homme tourna les talons et s'en alla.

Aku avait déjà eu affaire à l'administrateur un jour où leur père les avait déposés elle et une tante tôt le matin pour une série d'examens. Son père avait réglé la note et la jeune fille devait retirer le solde pour acheter à manger étant à jeun mais aussi pour leur transport de retour. L'administrateur voulu embobiner la pauvre tante qui ne savait pas se défendre. Le sang d'Aku n'avait fait qu'un tour, en perte de patience dans la salle d'attente, elle débarqua dans le bureau de l'administrateur. Sans ménagement sous le coup de la fatigue et la faim, elle remit l'homme à sa place se demandant s'il n'y avait pas un peu de mépris à l'encontre des malades de la part de certaines personnes travaillant dans ce centre. L'administrateur s'empressa de rectifier les choses, il y avait un monde fou juste à côté dans la salle d'attente, des parents qui avaient suivi tout le déroulement de la scène les portes des bureaux ouverts manquants de climatisation. La secrétaire, une jeune femme bienveillante installée dans le bureau de l'administrateur, reçu l'ordre de remettre le solde à Aku. Chose qu'elle s'empressa d'effectuer avec un petit sourire approbateur à l'égard du courage de la jeune fille et. En sortant du bureau, elle perçu les regards des parents et une certaine approbation face à ce qu'elle venait d'accomplir.

En ce qui concernait les repas, jeune fille et sa mère à part le déjeuner, devaient attendre la nourriture provenant du domicile paternel. Le frère d'Aku ainsi que deux autres cousins lui firent une visite en groupe, en pleine discussion, une jeune fille drepano fut amené en chaise roulante dans la chambre. Elle était en pleine crise mais le plus alarment c'est le spectacle qu'elle affichait qui mit les garçons mal à l'aise. En effet sous l'effet des atroces douleurs, les réactions étaient multiples. La nouvelle arrivante s'était quasi dévêtue et les seins à l'air se tenait la tête à s'arracher les cheveux et poussait des cris en pleurs. A travers ses pleurs on entendait ses plaintes au sujet de ses bébé qu'elle avait laissé à la maison.

Lorsque la crise arrive, certains malades se demandent s'ils ne vont pas y passer. Ça arrive sans prévenir et avec une telle intensité que l'on en perd toute notion de retenue. La première préoccupation du malade à ce moment c'est juste que cette douleur atroce telle des marteaux et des enclumes qui broient les os s'arrêtent. Les réactions varient d'un malade à un autre. Ces douleurs sont estimées à dix fois plus forts que les douleurs de l'accouchement.

POUR LES YEUX DU PETIT DIEU

Un jour Aku avait opté pour le deuxième lit à partir de la porte, laissant le premier lit vide. Elle vit passer un jeune garçon qui soutenait un autre en crise probable. Ils étaient en quête d'une place pour allonger le malade. Il y avait bien de la place dans la chambre qu'occupait la jeune fille mais le regard hostile de celle-ci semblait dire « circulez ! » Au bout d'un moment le plus âgé se décida à entrer dans la chambre et ce ne fut s'il demandait la permission à Aku de pouvoir installer son frère dans le lit voisin. Le plus jeune était en mauvais état, la jeune fille compatit immédiatement.

Il s'appelait Dieu, il avait un beau visage et de belles mains, il n'avait que dix-neuf ans. Le même âge que le défunt frère d'Aku. Dieu était le cadet de quatre orphelins. Après le décès de leur père il fut pris en charge par leur oncle afin de poursuivre ses études. Au moment de la crise, la femme de l'oncle l'a accompagné au centre et à appeler les ainés du petit à venir prendre la relève. Sans protocoles le laissant seul affalé sur un des bancs de la salle d'attente. Le premier qui se présenta fut le frère ainé, cependant dépourvu de moyens il tentât de troquer son téléphone portable contre les services d'un personnel soignant, mais il revint bredouille. Quelques heures plus tard arriva la sœur ainée automatiquement Dieu vint s'enrouler autour de sa sœur gémissant comme un petit enfant appelant « maman ! ». A son tour la sœur sortit faire des démarches. Une femme vint s'enquérir de la situation voyant le jeune garçon laissé momentanément seul presqu'à terre, de nouveau celui-ci se blottit contre cette femme pourtant une parfaite étrangère avec aux lèvres toujours le même mot « maman ! ».

La sœur de Dieu revint également bredouille. Après les gémissements le jeune garçon semblait perdre connaissance pendant quelques minutes puis était de nouveau agité, ainsi de suite. Aku se décida à rompre le silence et demanda à la sœur pourquoi le jeune garçon faisait ça, elle répondit qu'il faisait une crise croyant que la crise était juste l'évanouissement. Aku leur apprit que la crise était l'état général englobant l'anémie, les douleurs et le reste. La situation de leur frère était critique, il lui fallait une transfusion d'urgence.

Heureusement le vieux laborantin du centre qui aurait fait n'importe quoi pour les beaux yeux d'Aku passa par là. La jeune fille prenant le laborantin à parti lui fit part de la situation de son nouveau petit voisin, insistant sur le fait qu'ils étaient orphelins. L'homme fut touché par leur situation, concéda à la demande de la jeune fille. Après prélèvement pour compatibilité il accorda une poche de sang au petit Dieu. Heureusement il fut dans un premier temps tiré d'affaire, mais il lui fallait beaucoup manger afin de remonter la pente de la remise en forme. Or comme tout drepano qui se respecte, manger n'est pas une mince affaire.

On ne saurait l'expliquer si cela vient des tonnes de médicaments qui ont bouleversé le système digestif mais rare sont les drepano qui s'alimentent normalement pendant une crise et même en temps normale. Combien de fois la jeune fille n'a eu a remettre le maigre portion de nourriture forcé à avaler. Ses vomissements étaient spectaculaires s'écoulant par la bouche et par le nez. Un jour un petit garçon d'une dizaine d'années fut admis dans le lit droit voisin du sien, en plein malaise on lui fit boire du coca. Assis adossé au mur il vomit dans la direction d'Aku, le jet fut si puissant que ça avait atteint les draps qui recouvrait les pieds de celle-ci. Par chance le drap tendu au-dessus de la jeune fille faisait office de toile protectrice contre les mouches et la poussière pouvant faire entrave à la greffe.

Le petit Dieu sous la vigilance d'Aku, la seule à qui il obéissait sans broncher sous le regard complice de la sœur ainé, se remit peu à peu de sa crise. La sœur cadette, avant dernière de la famille jusque-là en déplacement arriva en larmes au chevet de son petit frère adoré. Aku perçu ces liens fraternels comme un baume au cœur de la vie bien injuste que menaient ces quatre orphelins. Combien d'autres encore vivaient ça dans ce beau pays mais où la grande partie de la population vit dans la pauvreté la plus totale. La jeune fille conserva l'amitié des quatre. Ils purent quitter l'hôpital au bout de quelques jours

Pendant les deux mois la jeune fille assista à bien de choses. Une mère au chevet de son fils de vingt ans marqua l'esprit de la jeune fille. Cette mère se lamentait contre cette maladie désastreuse qui faisait souffrir son fils »si beau et si intelligent » répétait elle. Cependant elle n'allait pas en rester, elle mettait déjà tout en œuvre pour faire transférer son fils aux Etats Unis où disait-elle, la maladie était mieux prise en charge car les recherches sur la drépanocytose étaient bien plus avancées. Là-bas il pourrait avoir une greffe de la moelle osseuse jusque-là seule remède contre ce fléau. Cette nouvelle laissa la jeune fille rêveuse d'une probable guérison de cette satanée maladie.

MAMAN S'IL TE PLAIT !

Un soir les malades et tout le personnel durent précipitamment quitter les lieux pour cause d'incendie déclaré dans les bâtiments hospitaliers, la jeune fille à qui l'on avait recommandé de ne pas poser les jambes à terre sous risque de faire échouer la greffe resta seule dans sa chambre. Même sa mère quitta les lieux. Au début les infirmières condamnaient la jeune fille pour plusieurs prises de tête avec sa mère, ce jour-là, elles restèrent stupéfaites.

En Afrique les gens ne connaissent pas la dépression et restaient aveugle à certaines choses. Ils ne préféraient pas donner de nom aux anomalies tout en colportant de bouche à oreille. Aku était éreintée par les agissements de sa mère. Celle-ci la traitait plus comme l'enfant de trois ans qu'elle avait été contrainte d'abandonner et non comme une jeune fille capable de raisonnement. Cependant elle ne voulait pas plier sous la pression maternelle comme tout autre enfant l'aurait fait selon la coutume.

Bien des fois les choses en arrivaient à des fortes disputes lors desquels la mère reprochait à sa fille de ne pas prendre sa partie afin de l'aider à regagner le toit conjugal. Aku devait alors menacer sa mère de vouloir mettre un terme à sa propre vie pour avoir la paix, la mère à ces mots s'empressait de revêtir son rôle de pasteur. Elle pratiquait les rites spécifiques de leur Eglise dans l'aspersion dans la pièce d'eau et de terre « sainte ».

Mais là sa mère avait dépassé les bornes en montrant à tous et à toutes son égoïsme en plein jour. Aku fit appel à une de ses tantes maternelles afin qu'elle vienne prendre la relève. Avec ses tantes le courant passait mieux. Une de ses tantes arriva le lendemain mais la mère ne voulut pas quitter les lieux. Il fallut pour cela que la jeune fille recourt à son père qui vint faire déguerpir son ex-femme. Celle-ci ayant reconnu la voiture avait momentanément disparu des alentours, le père avait alors donné l'ordre aux médecins de ne plus lui accorder l'accès à l'établissement mais il n'était pas de leur compétence d'interdire à qui que ce soit l'entrée dans l'établissement.

Avec l'agréable compagnie de sa tante Aku finit son séjour à l'hôpital dans de meilleures conditions. Très complices, elles reçurent un réchaud électrique à deux plaques et un peu de sous afin qu'elles puissent être autonomes et ne plus devoir attendre des fois toute une journée, la portion de repas de la maison. La tante était une très bonne cuisinière, Aku fut aux petits soins durant le reste de son triste séjour à l'hôpital.

EN DERNIERE ANNEE D'ETUDES COUTE QUE COUTE

Aku n'en oubliait pas qu'elle s'était fixée comme objectif de terminer ses études. L'ultime condition posée par leur père pour pouvoir repartir pour l'Europe où elle aurait une meilleure prise en charge médicale et pourrait vivre dans des meilleures conditions. Elle ne voulait plus jamais revivre de pareils cauchemars. Elle se sentait comme un animal que l'on aurait amené à l'abattoir, son corps, son cœur en étaient malade et épuisé de toutes ces souffrances. Il ne lui restait plus qu'une année académique à faire, elle tiendrait bon et y arriverait avec l'aide du ciel.

La sortie fut programmée au bout des deux longs mois, déjà la jeune fille fut autorisée à pouvoir poser ses pieds à terre. Peu après elle put avec l'aide de sa tante faire quelques pas dans le couloir et arriva enfin la sortie. Le médecin lui avait prescrit de prendre six mois de repos afin de permettre une bonne cicatrisation de la greffe qui semblait avoir réussi malgré la grosse cicatrice boursoufflée sur tout le long de la cuisse gauche et des deux emplacements greffés.

Mais Aku ne pouvait attendre six mois, la rentrée académique devait avoir lieu dans deux mois. La jeune fille eu une conversation avec leur père où elle exposait sa bonne volonté de vouloir reprendre les cours à la rentrée, cependant un trop grand effort dû à la marche et autres situations comme le transport en commun mettrait en péril la greffe de ses pieds. Son frère l'avait rejoint au campus, il avait le permis de conduire, la jeune fille demanda à leur père de pouvoir leur permettre de prendre la voiture. Celle-ci gisait la plupart du temps dans la cour de la parcelle, mais leur père au grand étonnement de la jeune fille ne leur permit pas d'utiliser sa voiture. Il demeura ferme malgré les supplications et les pleurs de sa fille lui rappelant tout ce qu'elle avait encourue pour subir cette greffe pour la voir échouer.

Au début Aku ne voulut pas reprendre les cours et resta à la maison dans l'indifférence totale de leur père. Après murs réflexion elle se dit appuyée par certaines réflexions de leur paternel qu'il s'agissait de sa vie, au plus vite elle en aurait fini au plus vite elle pourrait réaliser ses projets. Elle reprit péniblement le chemin du campus avec tous les dangers que cela comportait pour ses pieds fraichement greffés.

En premier lieu elle alla s'inscrire au service de logement universitaire afin d'obtenir une chambre. En effet, les étudiants de licences y avaient droit, cela changeait des immenses dortoirs surpeuplés qu'elle avait dû occuper depuis son entré à l'université. Au terme de quelques jours de démarches et de fils interminables pour lesquels elle fut aidée par son frère et une de ses cousines, elle finit par obtenir une chambre au home le plus proche du site universitaire. Ce fut un réel soulagement pour elle, elle ne s'imaginait pas pouvoir faire des allers-retours tous les jours et encore moins être logée dans l'un de ces homes en contre bas de la colline inspirée.

REJET DE LA GREFFE

Tous ses efforts lui coutèrent la greffe qui ne tint pas et les plaies se rouvrirent. Acculant leur père, la jeune fille en larmes sentit son cœur se fendre. Leur père fit la démarche de recontacter l'assistant médical qui avait pratiqué la greffe afin de palier à cet échec. Malheureusement les plaies finirent par se rouvrir entièrement. Pour Aku, déchirée, c'était le retour à la case départ. Elle se jura en ce jours que plus personne ne la toucherait jusqu'à ce qu'elle puisse voyager pour aller se faire soigner dans des meilleures conditions.

Aku aménagea dans sa nouvelle chambre. Peu de temps après Kenda son ancienne camarade de chambre vint solliciter la cohabitation. Malgré un différend qui les avait peu de temps auparavant séparé, Aku accepta la cohabitation. Les chambres n'étaient conçues au départ que pour loger une seule personne, mais vu la surpopulation les filles pouvaient s'y entasser à six voir huit personnes. Dans la plupart des chambres il y avait une ou deux ayant droit qui faisaient sous louer des places aux autres filles. La chambre comprenait alors à part un emplacement douche et un petit lavabo, deux lits en étage voir un ou deux petits matelas étalés à même le sol la nuit et qui disparaissaient les uns sous les autres au matin. On y vivait à la dure avec des arrangements parfois digne de l'armé. Certaines étudiantes ne demandaient qu'une place où pouvoir dormir, la journée elles disparaissaient on ne sait où. Quant aux tâches ménagères et à la cuisine c'était soit chacun pour soi ou organisé en petit groupuscule.

LOGER AU VATICAN

Aku accueilli deux autres filles mais ne leur demanda rien en retour, ces filles en étaient très reconnaissantes. Il régna un très bon climat entre les quatre dont les deux dernières étaient encore en graduat. Leurs horaires étant différents, Aku et Kenda avaient retrouvé leur précédente entente sur la gestion de la nourriture et des tâches ménagères. Kenda remplissait pour la plus grande partie des taches. Il leur arrivait aussi de faire table commune, toutes les quatre mangeaient alors ensemble.

Aku peu vorace pouvait par jour de disette ou pas se contenter de ne manger que du pain ou des patates douces. Bien des fois des camarades la pressèrent de manger un peu plus de fufu prenant à cœur de veiller de près à son alimentation. Il n'en était pas de même pour Kenda, à la suite de trois jours sans fufu, les étudiantes étant obligé de se serrer la ceinture la conjoncture oblige, Kenda pourtant de forte carrure tomba en hypoglycémie. Le régime pain et autre condiment trop léger n'était pas fait pour elle, il lui fallait son fufu quotidien fut il accompagné de légumes bouillis.

CRISE DE LA TRENTAINE

Sa froideur à la trentaine accomplie commençait quelque peu à l'effrayer. Ayant souffert de trahison, de rejet, elle nourrissait une colère interne dans laquelle elle puisait la force de se lever et continuer le combat. Des hommes ont essayé de l'approcher cependant après le déroulement tragique de sa première expérience sentimentale, elle perdit toute confiance en la gente masculine. Le neveu d'une amie de sa tante paternelle, incité à mettre court à cette relation à cause de la drépanocytose de la jeune fut cette expérience malheureuse. Au dire de plusieurs, les hommes épris d'une femme drépanocytaire étaient vite découragés. Leur famille ou leur entourage leur mettait la pression pour rompre. Quelques-uns pourtant filaient le parfait amour ayant lutté contre vents et marée.

Aku avait donc choisi l'abstinence. Par peur de leur père, terrorisée à l'idée d'être mise dehors. Ne laissant pas les hommes indifférents, elle avait pourtant connu quelques approches. Elle faisait alors preuve d'une telle froideur que les hommes étaient vite mis en déroute. Elle finit par se demander si elle n'était pas frigide n'ayant connu à trente ans aucune véritable expérience sentimentale. La véritable cause de cette froideur était qu'elle souffrait d'avoir les deux pieds bandés. Un sérieux complexe la hantait, elle se sentait mal dans sa peau avec comme des chaines aux pieds. Qui aurait voulu avoir une femme affublée de bandages suintants, pensait-elle.

Elle vit ses trente ans arrivés avec beaucoup d'appréhension. En effet alors qu'autour d'elle la plupart de ses cousines étaient déjà casée, d'autres encore en couple avec déjà une ribambelle d'enfants sur les bras, elle s'était préservée. D'une part face aux échecs de quelques relations avorté avant même d'avoir été consommé ou bien dégouté par la mentalité machiste de la gente masculine qui ne toléraient pas qu'une femme les dépasse dans quelque domaine que ce fut.

Les hommes avaient des appréhensions face à une femme plus instruite, pour eux la femme devait être bonne aux tâches ménagères et soumise en plus d'être bonne dans la vie intime sans trop en savoir non plus. Elle serait alors qualifiée de fille facile ou de mauvaise vie si elle en savait trop. De quoi préférer rester célibataire.

Cependant en Afrique une femme qui dépassait vingt-cinq ans sans être casée était acculée de toute part. Il lui était impossible de quitter le toit familial sans être préalablement engagée dans une union ou rendue mère.

A part toutes ces raisons la jeune fille s'était rendue à l'évidence, les ont dit sur les drépanocytaires courraient plus vite que le l'amour. Bien que certains couples se démarquaient, envers et contre tout, ils s'engageaient et fondaient une famille solidement unie et heureuse. Malgré les difficultés qu'incombe cette maladie, aurait-il pour cela fallu que la personne drépanocytaire ne soit pas flanquée de plaies chroniques et que son apparence ne soit pas maladive.

AMOUR ACADEMIQUE

La santé d'Aku se détériorait à vue d'œil. Elle et Kenda étaient parmi ces filles qui le soir venue ne pouvaient qu'assister aux spectacles des couples. Ces unions libres se formaient et se déformaient sous les porches du home. Le spectacle prenait place chaque soir devant les deux amies, installées sur leurs chaises en plastique par beau temps, jusqu'à la fermeture de la grille du bâtiment.

Cette année-là pourtant envers toute attente Aku fit la rencontre d'un étudiant en médecine. Le jeune homme venait d'une université située en province pour faire son stage. Leur rencontre eu lieu à l'entrée du home où la jeune fille s'était installée sur un bloc de pierre. Le médecin stagiaire s'approcha en quête d'une cousine qui devait loger au Vatican. En vue de protéger les étudiantes, les étudiants n'avaient pas accès à leurs homes ils devaient envoyer une camarade appeler la personne recherchée.

Aku aurait bien voulu aider l'étudiant mais sous l'œil abasourdie de celle-ci le jeune homme n'avait pas les coordonnées de la soi-disant cousine. Heureusement pour lui au bout d'un quart d'heure, pendant laquelle la jeune fille se moqua quelque peu de sa maladresse. Pour elle, il faisait office de tous ces chasseurs en quête d'une histoire sans lendemain. La cousine arriva priée sans plus attendre de confirmer leur lien de famille pour la défense et le discrédit de son jeune cousin.

Les jours qui suivirent Leur route se recroisèrent. Le médecin stagiaire finit par exprimer des intentions plus qu'amical envers elle. Aku resta froide à toutes les avances du jeune homme. Néanmoins le médecin stagiaire réussit à avoir les coordonnés de la chambre d'Aku. Il entreprit chaque matin aux environs de six heures de passer saluer la jeune fille sachant à coups sur qu'il la trouverait en préparation avant une longue journée de cours.

Les camarades de chambre furent surprises et intriguées à la première visite. Il était rare que quelqu'un vint chercher une étudiante de si bon matin, après un long questionnaire à la messagère, toutes étaient curieuse de savoir qui était ce beau, grand et mignon jeune homme d'après la description de la messagère. Qui venait bouleverser la vie de leur chère Aku dont la vie était bien trop calme pour les autres. Après l'aperçu de la personne en question, elles poussèrent leur camarade à accepter les avances du jeune médecin stagiaire. Du moins à lui accorder une chance sachant leur amie très difficile et méfiante à l'égard de la gente masculine.

Après une dernière tentative de dissuader son prétendant, la jeune fille ayant épuisé tous les prétextes liés à sa maladie, ceux-ci n'affectèrent en rien la décision du jeune médecin, elle finit par céder. L'une des craintes auxquels elle craignait de faire face était le départ de son compagnon. A la fin de son stage il retournerait dans son université en province. Le jeune homme la rassura qu'il reviendrait fréquemment dans la capitale où résidait encore sa mère et son jeune frère.

Cette année académique se passa dans un meilleur climat. Malgré les crises moins fréquentes, les plaies rouvertes faisaient plus souffrir Aku qu'autre chose. Par temps de pluie ou de fraicheur les plaies devenaient très sensibles lui empêchant de se déplacer. Elle s'approvisionnait en produits pharmaceutiques soit à la maison, elle disposait d'une plaquette de diclofénac et d'autres ampoules ainsi que de seringues d'anti inflammatoires ainsi que des antibiotiques en cas de crise, soit elle allait à la pharmacie universitaire qui se situait en diagonal avec leur home. La jeune fille utilisait tant de médicament tel de l'aspirine sans compter les antibiotiques souvent prescrit en grande dosage qu'elle en avait des ulcères d'estomac, ces ulcères ne lui donnaient plus de répit au point où elle en était arrivé à ne plus pouvoir consommer certains aliments comme les haricots, les produits trop acides comme l'oseille ou encore du piment, même en petite quantité elle en éprouvait des douleurs foudroyantes, elle devait alors prendre soit du lait ou un sachet d'anti acide et adopter la position couchée ventre contre terre le temps que la douleur passe.

TRAVAIL DE FIN D'ETUDES

DEFENSE DE MÉMOIRE ET COLLATION DE GRADES ACADEMIQUE

Aku prit contact avec un professeur pour son travail de fin de cycle et trouva une place près de la direction du campus pour effectuer son stage. Le directeur se montra plus qu'attentionné envers la jeune fille et l'aida beaucoup à effectuer certaines démarches administratives. Aidé par son père elle trouva le thème de son travail de fin de cycle. Leur père disposait d'une bibliothèque avec plein d'ouvrages à domicile, elle n'avait pas à courir les différentes bibliothèques en ville et sur le campus pour sa recherche. Elle présenta son sujet à son directeur de travail ce fut accepté. Il ne lui restait plus qu'à rédiger son travail suivi de près. Son père apportait les corrections utiles afin que le travail soit parfait

L'année académique arrivait à sa fin, stage et mémoire aussi. Le professeur eut du mal à croire que le travail provenait de la jeune fille, il n'y relevait aucune faille. Aku le rassura qu'il s'agît bel et bien du sien et que le temps venu elle saurait très bien le défendre. Ce qu'elle fit après passation de ses examens de deuxième session. Après un dur labeur, des semaines et des nuits à répéter son mémoire avec son père, elle défendit son mémoire avec brio. En présence de ses parents et d'une grande foule, son directeur reconnut qu'elle était bien l'auteur dudit travail, la félicitant par la même occasion.

Flanquée de sa mère, de ses camarades de chambre, de cousins et de son compagnon qui s'était déplacé pour l'occasion, Aku et son cortège se dirigèrent vers le home. Il était de coutume que les lauréats retournent à leurs lieux de résidence pour y offrir un verre. Quelques occupants du home mis au courant par les cris de joies vinrent chaleureusement féliciter leur camarade. Ils partagèrent quelques verres avant de rejoindre la demeure familiale.

Ce jour-là il y avait palabre au domicile familial, leur père les avait laissés sur le campus après le verdict de la défense, il siégeait en arbitre et juge suprême des palabres familiales. A l'arrivé du cortège, quelques membres de la famille et des voisins accoururent. Un très bon ami du père vint chaleureusement féliciter Aku, s'exclamant : « on n'aurait jamais cru que tu y arriverais ! ». La jeune fille interloquée lui demanda qui était ce « on », l'homme répondit : « ton père et moi… ». Cette déclaration fit retomber toute la joie et l'engouement d'Aku, ainsi se dit elle, son propre père n'avait jamais cru en elle. Pour lui aussi elle ne représentait donc qu'un mauvais investissement, du temps perdu. Elle en était à la fois offusquée et enragée. Malgré cela elle était décidée, elle irait jusqu'au bout de ses rêves, elle ne donnerait aucunement raison à toutes ces personnes qui ne croyaient pas en elle de la voir échouer.

En l'honneur de sa réussite et en vue de la collation des grades académiques leur père organisa une grande fête. Les festivités ne passaient pas inaperçus, dans toute la ville, provocant d'immenses embouteillages. En matinée ils se rendirent tant bien que mal sur le campus pour la cérémonie, celle-ci avait lieu à l'amphithéâtre où les lauréats des différentes facultés étaient regroupés. Des groupes distincts par leurs différents uniformes se formaient. Les juristes arboraient leurs célèbres toges. Aku accompagnée de quelques cousins arrivèrent tant bien que mal à rejoindre le groupe des juristes. Après la cérémonie ils se retrouvèrent tous pour immortaliser ces instants par des photos. Le cortège rejoint par quelques autres membres de la famille regagna tant bien que mal le domicile familial pour les festivités.

Dans presque chaque rue on entendait des baffles cracher une musique explosive. Chez les voisins aussi il y avait un lauréat à l'honneur, celui-ci passa chez Aku pour des félicitations réciproquées. Les deux maisons avaient toujours été très proches. Chaque année une masse d'étudiants était ainsi déversé sur le marché de l'emploi. Malheureusement seule une faible minorité trouverait du travail. Beaucoup étaient destiné à trouver un substitut d'emploi, d'en créer, de devoir aller le chercher sous d'autres cieux. Quant aux autres, devoir regagner le toit familial était l'ultime option...

La fête battit son plein, Aku reçu de nombreux cadeaux. Lors de pareils manifestations un évènement devait toujours gâcher les réjouissances. En effet en ce qui concerne la nourriture acheté la veille et préparé tôt le matin par les femmes de la famille. Pour elle il y avait deux camps, d'une part sa mère biologique avec toutes les tantes paternelles et d'autre part sa mère nourricière avec quelques femmes du quartier qui s'étaient joint aux préparatifs. Au moment de servir ses invités, accompagnée d'une cousine, elle se présenta auprès de sa mère mais celle-ci en chœur avec sa tante l'envoyèrent sans manières à l'autre camp. A l'autre camp ce fut la même réaction, la jeune fille dut en recourir à son père. Tel un général le père arriva, flanqué des jeunes filles, auprès de sa sœur. Sans un mot, juste pointant de son gros index les marmites sous son regard implacable, toutes furent ouvertes. Ainsi Aku et sa cousine purent se servir. Sachant que pareille occasion ne se répèterait pas deux fois, elles firent provisions de nourriture. Il y avait de quoi se demander « mais cette fête est finalement en l'honneur de qui ? ». Les festivités furent un succès et prirent fin à l'aube.

JOLIE GYPSIE AUX DOIGTS DE FEE

La robe que portait Aku, digne d'un gala avait été confectionné par une jeune fille drépanocytaire rencontré au moment de son hospitalisation pour la greffe quelques mois auparavant. Gypsie, une jolie jeune fille de 18 ans aux doigts de fée. Les clients qui venaient en recherche d'une couturière étaient parfois surpris de la voir surgir.

Cependant comme Aku, elle portait à l'une de ses jambes un ulcère qui n'en finissait pas. Son pied en était déformé mais cela ne l'empêchait pas de passer ses journées derrière sa machine à coudre mécanique avec une roue manuelle. Aidé par sa mère et sa grande sœur qui se chargeaient du choix des tissus et autres étoffes, elle pouvait confectionner des robes de mariage et autres modèles très original en pagne.

Gypsie cousait la jambe ulcérée surélevé à coté de sa table de travail. Sa famille la soutenait dans tout ce qu'elle faisait, toujours très souriante s'en portait à merveille. Le plus frappant c'est qu'elle avait la morphologie d'Aku. On ne saurait dire, elle se ressemblaient quelques peu à un point qu'on les prit pour des sœurs. Aku se dit que les drépanocytaires étaient beau, malgré leurs yeux quelques fois trop marqué par la jaunisse, leurs bouches bien dessinées marqué par des lèvres inférieures quelque peu rose signe de déficience sanguin. Était-ce un hasard ou bien le sceau de cette maladie dévastatrice ?

LE REVERS DE LA MEDAILLE

La suite des évènements prit une tournure décisive pour Aku. Alors qu'elle avait fait la volonté de leur père en terminant son parcours universitaire, sa joie retomba vite. Une sérieuse conversation avec son père s'imposa mais quelle fut sa déception lorsque celui-ci encore une fois voulait échapper à ses responsabilités. Revenant sur sa promesse du voyage de la jeune fille pour l'Europe, le père se borna au discours suivant sur son ton solennel : « Mademoiselle, nous avons fait le nécessaire pour que vous terminiez vos études. Allez chercher du travail, maintenant je dois m'occuper des autres qui sont encore sur le banc de l'école ! ». Aku digéra mal ces propos, elle tint front à son père lui rappelant que c'était sa vie. Elle avait le droit de vivre aussi ayant sacrifié sa santé et vingt ans de cette vie. Par moment elle se demandait s'agissait bien son père. Comment pouvait-il la regardait souffrir ainsi des années durant dans une indifférence totale alors.

Quelques années auparavant leur père avait lui-même faillit perdre la vue foudroyée par une cataracte l'ayant rendu presqu'aveugle. Aku l'avait aidé dans certaines courses des démarches pour une prise en charge des soins en Europe. Il savait bien que cette opération pratiquée dans un hôpital de la place lui aurait couté la vue. Leur père resta de marbre à tous les arguments. En colère, elle lui rappela l'adoption par une famille belge, celle-ci aurait changé la donne mais il avait tout gâché par son refus.

Aku n'allait pas en rester là. Leur père et elle ne s'adressaient plus la parole. Il sortait le matin laissant l'argent de la nourriture à sa sœur qui entretenait la maison. Elle interpella toute personne susceptible de l'aider en tant soi peu. Il n'y en avait pas un seul du côté paternel et du côté maternel. Tous craignaient le père de la jeune fille à cause de sa notoriété et sa réussite sociale qui le démarquait du reste des deux familles. Personne n'aurait voulu braver « Belge » ainsi surnommé pour sa dureté comparée aux colons de l'époque.

Fort heureusement elle trouva du secours en la personne d'un oncle, petit frère de la mère nourricière. Il entendit les plaintes de la jeune fille et lui promit de la présenter à un ami infirmier. Celui-ci travaillait dans un dispensaire tenu par des chinois, il viendrait voir ses pieds en vue d'un éventuel traitement. Quelques jours plus tard l'oncle arriva avec son ami. Ils s'installèrent au salon sous les regards suspicieux des deux tantes paternelles toujours présente épiant tout. L'infirmier établit une ordonnance en vue de commencer un traitement, les frais revenaient à 50 $. Aku attendit le retour de leur père le soir afin de lui exposer sa demande.

LA REBELLE

Le soir elle aborda le sujet avec son père, brandissant l'ordonnance, mais leur père implacable ne prononça mot. Elle déposa néanmoins la feuille sur la table. Deux jours plus tard, l'ordonnance n'avait pas changé de place c'est alors que prise de rage elle se confia à son confident de frère. Elle lui confia ce qu'elle était déterminée à faire pour changer les choses. Si dans deux jours elle n'avait pas de réponse, elle allait passer à l'offensive. Le frère conscient de la force de caractère de sa sœur craignait le pire. Il la savait capable de tout et essaya de la calmer.

Au terme de deux jours le père n'avait toujours pas fléchi, Aku mit son plan en exécution. Elle en fit part à son frère mais celui-ci était plutôt passif craignait d'affronter les foudres paternelles. A cet instant Aku regretta de ne pas être un garçon. Elle aurait alors embarqué le contenu de toute la maison dans un camion et aurait tout écoulé comme le font certains enfants pour forcer leurs parents à plier à leurs exigences. Limitée elle alla louer un taxi et revint charger la télévision. Aidé par un jeune cousin et son ami assis sur la terrasse de la parcelle. Les deux tantes occupées à l'intérieur de la maison ne s'aperçurent que bien plu tard de ce qui s'était passé. Moins d'une demi-heure plus tard, elle fut rejointe par son frère chez un préteur à gage. Son frère lui rapporta qu'après son départ, les tantes avaient accourue et vociféré des menaces et des reproches. Elles n'auraient jamais osé s'en prendre à lui, il mesurait deux têtes de plus que toute la maisonnée avec sa moue dur et boudeur. Elles ont bien sur immédiatement mis leur frère au courant des faits.

Au départ Aku reçu des coups de fil de sa tante maternelle. Menacée par son ex beau-frère d'avoir une mauvaise influence sur Aku, il exigeait la restitution de l'appareil dans l'immédiat. La tante joua les conciliatrices mais la jeune fille lui demanda de ne pas se mêler de cette affaire. Les intermédiaires se succédèrent afin de raisonner Aku mais rien n'y fit.

L'argent de son gage empoché, la jeune fille attendit le soir pour revenir au domicile familial. A peine le portail franchit, elle vit toute la maisonnée, tantes, cousins, cousines, installés en alignement sur la haute véranda, le regard braqué sur elle « la rebelle ». Tel un taureau entrant dans une arène, elle entra dans la parcelle tête haute affrontant les regards pointés sur elle. Cela ne l'impressionnait même plus car combien de fois n'avait-elle pas eu à faire à ce genre de regard. Le pire l'attendait lorsqu'elle pointa son nez au salon.

Son père assis à côté de son assistant avec son petit frère à la barre se rua sur elle lui intiment de sortir et de ne revenir qu'avec la télévision. Elle sorti tranquillement prenant au passage une chaise en plastique et alla s'installer dehors devant le portail de la parcelle. Elle prit alors son téléphone portable et adressa ce message à leur père : « ce que j'ai fait n'est rien comparé à ce que je suis capable de faire en allant demain matin à ton lieu de travail dire deux mots à ton patron … ». Le message ne tomba pas dans l'oreille d'un sourd. Bien au-delà de minuit alors que tout le monde dormait presque, elle regagna la maison. Son frère lui ayant ouvert la porte et s'étant interposer à la défensive du père grimaçant son opposition.

Le lendemain pourtant avant de quitter la maison leur père lui remit quelques sous lui lançant un : « pour le pain » en coin. Le geste fut capté par une cousine qui s'empressa d'aller rapporter aux autres, mais la jeune fille se riait de tout ce manège. Combien de fois n'avait-elle pas eu à rappeler à l'un ou l'autre qu'entre eux il y avait une grosse différence. Envers et contre tout elle restait l'enfant et eux des neveux, il y avait des liens tout autre, les liens du sang dont on ne se débarrasse jamais. Cependant ce petit monde était bien obstiné à vouloir pourrir sa vie jusqu'au bout.

La seconde tante vendait du pain devant le portail, elle se mit à colporter à qui voulait l'entendre les dernières exploit d'Aku. Le manque de respect à leur éminent frère et à eux tous par ce biais. Lorsqu'il s'agissait de leurs enfants il n'y avait jamais aucun écho mais là c'était le dernier scoop qui se vendait comme des petits pains. Aku comme à l'accoutumé se terrait au salon ou enfermée dans sa chambre. Une de ses jeunes cousines habitant à des lieux de là lui rapporta les nouvelles du colportage de leur tante commune s'était chargé de rapporter jusque-là bas. Son sang ne fit qu'un tour, il fallait qu'elle en finisse une fois pour toute avec cette tante mêle tout empestant leur vie.

LA CONFRONTATION

Au matin alors que son frère qui achetait le pain s'était déplacé, Aku arriva jusqu'au portail. De commun accord ils n'achetaient plus le pain de leur tante. Elle appela un enfant et l'envoya lui acheter du pain. C'est alors que la jeune fille accrocha le regard de leur tante la dévisageant. « Quoi !? C'est quoi ton problème ? » lui lança Aku la menaçant de révéler la véritable paternité de sa cadette. La jeune fille vit avec joie l'effet es conté de sa « bombe » au visage décomposé de son interlocutrice. Son pain en main, elle tourna les talons sa tante à ses trousses vociférant. Elle alla s'installer sur l'une des chaises de la véranda flanquée de sa petite nièce de 6 ans qui vint se blottir contre elle. Sentant la tension, elle renvoya la gamine chez sa mère.

La confrontation avec les deux tantes en fureur ne tarda pas. Des propos venimeux lui reprochant son manque de respect jaillirent sans protocole. Pour sa défense elle leur rappela qu'elle n'avait de compte à rendre à personne si ce n'était à son père. Après tout c'était bien la télévision de son père qu'elle avait vendu. De plus juridiquement parlent aucun de leurs noms ne figurait sur les documents d'identité de leur père à part ceux de sa femme et de ses enfants et d'aucun autre nom. Un des assistant de leur père qui se trouva au salon pendant toute la scène, attendant le père de la jeune fille, recommanda au père de mettre un terme à cette violente dispute, mais le père qui s'était enquit de la situation prit le parti de ses sœurs et s'en alla au travail sans avoir mis fin aux discussions.

Au fil des heures la situation s'empirait, Aku s'était réfugié dans sa chambre. Elle reçut des menaces de deux jeunes cousines dont la cadette de la tante ayant appris les faits. Elles s'éclipsèrent lorsqu'elle menaça de faire appel à son frère pour leur donner une correction. La tante vint défoncer la porte, sous sa carrure assez impressionnante, elle se précipita sur la jeune fille et l'étrangla. La mère et la fille étaient sur elle à la malmener, la fille lui assaînît une gifle. La grande tante finit par s'interposer intimant aux autres de sortir et de laisser « la reine »,

Son frère arriva peu de temps après, il la trouva prostré, elle lui racontât toute l'histoire. Désemparé celui-ci téléphona d'abord à ses oncles respectifs sentant monter la tension, après il appela leur père. Le verdict paternel à son fils et son ex beau-frère fut la condamnation de ses propres enfants, il les livrait à ses sœurs, advienne que pourra. Il s'en suivit un accrochage entre les tantes affublé de leurs enfants et des cousins maternels. L'oncle avait estimer bon d'envoyer du secours à ses neveux. Les voisins alertés par le vacarme vinrent tant bien que mal mettre fin aux hostilités.

L'EXIL FORCE

Le frère d'Aku prépara une petite valise avec quelques effets pour sa sœur. Il voulut éloigner sa sœur la sentant en danger. Elle du partir avec les cousins, quant à lui il resterait jusqu'au retour de leur père.

La jeune fille fut conduite au domicile de sa mère nourricière. Après le décès de leur frère, leur mère avait quitté le toit conjugal. Elle s'était lancée dans le commerce en Angola avec des amies commerçantes. Elle battit cette maison occupée par sa mère, son frère et sa petite famille, sa sœur et des neveux orphelins. Ceux-ci s'étaient pris d'affection pour Aku qu'ils considéraient comme leur grande sœur. Elle venait souvent leur rendre visite, c'est pourquoi ils s'étaient tous mobilisé quand l'oncle leur avait appris la situation. Sans hésiter, ils avaient porté main forte à leurs grands cousins.

Le soir pourtant, la tante et l'oncle redoutant d'avoir à affronter « Belge » se décidèrent à ramener la jeune fille chez son père malgré le refus de celle-ci. L'accueil qu'ils reçurent les déconcerta, arrivé à quelques mètres du portail du domicile paternel, les tantes et le père de la jeune fille leur dirent de faire demi-tour et de repartir d'où ils venaient. Craignant d'être une charge pour les autres qui avaient déjà assez du mal à raccorder les bouts de mois, elle décida de se réfugier chez son amie et présidente de l'association des drépanocytaires Mona.

Elle fut recueillie dans une grande maison, dont une partie faisait office de terrasse et bar. Orphelins, Mona y vivait avec deux de ses frères ainés fille. Aku y demeura deux mois. Leur mère l'appela d'Angola, mise au courant de la situation, elle dit à ses frères de l'héberger quoique qu'il arrive.

Plus de trois mois s'écoulèrent Aku demeura ferme dans sa décision. Contrairement aux dires de son père la croyant physiquement incapable de tenir loin de son toit. Au quatrième moi cependant son orgueil de père fut pincé, il plia quelque peu à une certaine exigence sa fille. Pour ce faire il lui demanda de revenir. Il avait entamé une démarche de demande d'emploi auprès de ses connaissances. Sceptique elle avait dans un premier temps refuser de se rendre chez son père. L'oncle conseilla fortement Aku d'y aller accompagner par une de ses cousines, elle s'exécutât.

CONCILIABULLES

Alors qu'elle poussait le portail de la parcelle familiale et entrait dans la parcelle, ce furent les plus jeunes cousins et neveux qui vinrent l'accueillir. La cadette de sa tante se trouvait aussi sous la grande véranda et alla rapporter l'arrivé de « l'indésirable ». Aku entra dans la demeure, elle trouva son père en compagnie d'un de ses cousins. Elle tendit la main pour saluer son père, chose inattendue celui-ci l'enlaça comme pour le retour de l'enfant prodige. Elle en était abasourdie sachant leur père très peu porté sur les actes affectueux.

Il y eut conciliabule entre elle et son père, il lui demandait de revenir. Il revendiquait de l'avoir élevé avec dévouement pour n'en récolter de l'ingratitude, de la trahison. Il déplorait que sa fille ait rallier « le camp » de la belle famille. Selon lui sa belle-famille avait encouragé leur sœur à quitter le toit conjugal. Il avait cependant introduit le dossier de sa fille chez des connaissances pour un emploi.

Aku essaya encore de convaincre leur père de quitter cette maison et toutes ces charges qu'il n'était pas sensé accepter. Pour toute réponse leur père lui dit qu'il fallait vivre avec ses ennemis pour mieux les connaitre. Vu l'accueil qu'elle avait reçu, la situation ne changerait pas, elle préférait rester encore un peu loin de cette maison. En cas de démarches il n'aurait qu'à l'appeler, la ponctualité elle en avait hérité de lui et ne manquerai aucun rendez-vous. En sortant seul les enfants et l'ainée de sa tante lui témoignèrent de la sympathie. Sa petite nièce lui demandant à quand son retour.

Une autre personne prit très mal le fait que la jeune fille aie prit refuge chez sa seconde mère. La mère biologique d'Aku, indignée que sa propre fille se soit refugiée chez sa rivale enrageait intérieurement. Elle se mit en quête de rappeler sa fille à l'ordre. Avec une détermination féroce, elle s'acharna à venir troubler la quiétude de tous. De menaces en disputes, les choses s'envenimèrent. Elle revint presque tous les jours pendant une semaine amenant avec elle d'autres personnes. Ils essayèrent de convaincre sa fille de rentrer chez son père.

Les choses s'empirèrent à tel point qu'Aku aurait été obligé de partir. Un détail fut en faveur de la jeune fille, sa mère venait avec un nouvel argument prêt à tout pour récupérer sa fille. Il fallut qu'Aku fit appel à leur père par téléphone pour faire cesser le manège maternel. Sa mère sous les injonctions de son ex-mari fit profil bas. Elle s'en alla et ne donna plus de nouvelles.

Aku était excédée par tous ces tiraillements, néanmoins elle profitât de cette période de retraite loin des pressions familial pour faire le point des priorités de sa vie. Elle se consacra aussi à la prière cherchant à trouver des réponses et des solutions dans la parole biblique.

TRAITEMENT DE CHOC

Elle fut dans un premier temps soigné par l'ami de l'oncle, celui-ci travaillait dans un dispensaire chinois. Les plaies étaient surinfectées, une couche verdâtre s'y était formé en surface. Il fallait cureter afin que les produits puissent agir. Pour ce faire, quatre personnes devaient maintenir la jeune fille immobile, le pansement était fait sans anesthésiant. Sous le coup des atroces douleurs du au grattage, Aku pleura toutes les larmes de son corps. Au bord de l'évanouissement, elle sentait son cœur la lâcher. Après ça elle souffrait des effets des produits pour lesquels elle n'avait que de l'aspirine comme calmant. L'aspirine qui lui donnait des douleurs d'estomac mais c'était le moins cher sur le marché. Les pansements étaient refaits tous les trois jours.

Un jour les pansements n'en étaient qu'au deuxième jour, elle ressentit une douleur lancinante. N'y tenant plus elle entrouvrit le pansement, elle poussa un cri après la vision d'horreur qu'elle eut. Des asticots grouillaient sous le léger bandage à même les ulcères. La première personne à accourir fut la tante qui en cœur avec la jeune fille se mit à pousser des cris horrifiés. Les cousins alertés allèrent prévenir l'infirmier et ami de l'oncle. A son arrivé, sa jeune patiente s'était débarrassé des pansements. La tante à l'aide d'une pelle avait jeté le tout dans la fosse septique. L'infirmier calma la jeune fille et la tante, les rassurant que les asticots avaient un effet bénéfique sur les plaies. L'apparition des vers était probablement dû à l'intrusion d'une mouche qui aurait pondu ses larves dans les pansements. La jeune fille devait juste bien protéger ses pansements des mouches, elle adopta un pagne qu'elle traina partout pour couvrir ses pieds et éviter la répétition d'une scène pareille.

Dans un premier temps Aku resta sceptique, cependant elle n'avait pas d'autres choix. Elle fut une fois de plus déçue car, son traitement n'aboutit pas. L'infirmier ne vint pas à bout des gros ulcères. Néanmoins, il eut des paroles d'encouragement pour Aku, il lui dit de se battre, de ne jamais abandonner.

Quelques mois après la jeune fille apprit que leur père était en déplacement pour l'intérieur du pays. Pendant son absence, l'une de ses cousines paternelles qui lui avait tenue tête lors de la violente dispute avait eu un accident. Un camion en marche arrière au rond-point Ngaba aurait percuté son bras doit, l'écrasant contre le mur et lui causant des fractures multiples. La seule personne qui pouvait intervenir était le père d'Aku. Personne ne sut faire soigner la jeune cousine qui souffrit le martyr plusieurs jours. Les tantes implorèrent leur frère de leur envoyer de l'argent afin de faire soigner leur nièce. Après avoir maugréé sur les incartades des jeunes filles indisciplinées, il finit par céder. Le bras de la cousine après interventions fut mis sous plâtre pendant plusieurs mois.

RETOUR AU DOMICILE FAMILIALE

Au retour de voyage de leur père, Aku perçu de celui-ci une garantie locative pour trouver un toit, il avait fini par céder aux supplications de sa fille. Avec l'aide d'une de ses jeunes cousines, elles visitèrent quelques maisons où on leur proposait un petit studio ou un peu plus grand mais dans des conditions d'hygiènes inqualifiable. Toutes deux perplexe et n'arrivant pas à trouver ce qu'elles cherchaient pour la somme donnée furent dans la contrainte d'abandonner leurs recherches. Après mures réflexion, Aku influencé par sa cousine et son frère se dirent qu'il valait mieux laisser tomber. A la grande joie de son frère et quelques membres de la famille, de regagner le toit paternel.

Depuis le départ d'Aku, son frère avait par solidarité refusé de manger la nourriture préparée par leur tante. Leur père faisait des provisions de riz et de poisson pour son fils. Il préparait seul à moins qu'il n'achète de la nourriture préparée dans les petits marchés de la rue comme du poisson grillé, du poisson salé et de la chikwangue ou encore de la chèvre et des brochettes les fameux « ntaba » et « kamundele ». Dans certains « malewa » ou petit resto de fortune, on préparait aussi des casseroles de feuille de manioc : « pondu » ou encore des haricots « madesu » et j'en passe. Le tout était de pouvoir identifier les personnes qui le faisaient dans de bonnes conditions d'hygiènes, ce qui n'était pas toujours le cas. Mais le frère d'Aku dont le ventre et les dents étaient à toutes épreuves n'était pas si sélectif que sa sœur. Il se faisait cuire une grosse casserole de riz, digne de l'armée qu'il engloutissait, installée aux premières chaises de la grande véranda.

Du haut de ses mètres 90 et son attitude hautain personnes n'osait le braver, il ne cédait pas à la pitié des regards des enfants qui, jamais rassasié de par un repas unique, quémandaient du regard. Que dire des chats et autres poules qui venaient roder près de lui en quête de miette qu'il chassait juste par la flexion d'une de ses longues jambes. Son repas englouti il disparaissait aussitôt chez l'un de ses nombreux amis jusqu'à la nuit tombé voir au-delà. Il faisait des fois le mur pour entrer dans la parcelle endormie, réveillant sa sœur par un bip de Gsm ou en allant toquer à la fenêtre de la chambre, à l'arrière de la grande bâtisse séparé de la parcelle voisine par un long tunnel.

Aku revint au domicile familial au grande dame des tantes et cousins, de nouveau seule, les enfants lui témoignèrent la bienvenue. Leur père lui avait alors remis 100 $ pour acheter un petit réchaud à pétrole et d'autres équipements utiles ainsi que des provisions. Aku ne sut pas que pour leur père cette somme constituait aussi un budget qu'elle devait gérer pour tout un mois. Ainsi au bout de trois semaines lorsqu'elle lui annonça avoir épuisé les sous, celui-ci lui fit des remontrances sur la gérance de l'argent. Il resta de marbre, aux réclamations de sa fille. Elle en ressentit de la rage car comparativement à d'autres ménages dont le père avait un certain statut, ces ménages vivaient dans une certaine aisance. Il n'en était pas ainsi pour eux, leur père se résignait à prendre tellement de charges des autres que ses propres enfants vivaient dans la précarité.

Avant sa décision de rentrer, Aku avait pris des résolutions. Plus jamais personne ne lui transmettrait de la négativité qui polluait son corps et son esprit. Aussitôt rentré elle entreprit de commencer une vie de prière digne d'un missionnaire. Pour cela elle abandonna son lit et chaque soir préparait une couchette à même le sol. A son réveil au matin et avant de s'endormir elle prenait sa bible et priant et lisant quelques versets bibliques et des psaumes tel les psaumes 23, 35, 109 et 139 à haute voix. Elle se sentait quelque peu prête à affronter la journée et la nuit. Lorsqu'elle entendit que leur père ne leur ajoutera pas un sou pour boucler le mois, elle se dit que le moment était propice pour entamer son jeune. Elle se donna une semaine de jeune à sec de 6 à 18h pendant lequel elle ne mangeait ni ne buvait. Ses sujets de prières étaient pour que ses projets s'accomplissent et pour bien d'autres choses qui étaient chers à son cœur.

Elle eut une sérieuse discussion avec leur père. Celui-ci plongé dans la culture voulait réconcilier sa fille avec ses tantes. D'après lui cela apaiserait la colère des tantes que la jeune fille aurait insulté en manquant de respect à lui son père. Pour l'unième fois elle devait aller s'agenouiller devant eux au cours d'un palabre familial comme il était de coutumes. La jeune fille fut révoltée par ces propos rappelant à leur père qu'elle n'avait de compte à rendre à personne. Qui d'autres à part lui l'avait élevé et dépensé temps et énergie ? Le problème s'était posé entre elle et lui en quoi une tierce personne aurait le droit d'élever la voix pour réclamer quoique ce soit. Aucun de ces personnes n'avait contribué à son éducation. Maintes fois leurs enfants avaient mal agis en bravant l'autorité paternelle ou tutorial même du « grand-oncle » mais cela était toujours couvert et passé sous silence. Leur père on ne sait par impuissance ou résignation se pliait à toutes les injustices. Prétextant la coutume ainsi que la malédiction proférée par les tantes. Cela lui fermera toutes les routes du succès dans ses projets voir prononcer la mort contre elle. A contrecœur elle obéit à leur père.

ADIEU DOUCE JUMELLE

Un événement inattendu vint bouleverser les cours des choses. Alors qu'elle achevait son jeune le vendredi soir à 18 h précise, quelques minutes plus tard alors qu'elle était affairée à préparer le repas unique pour son frère et elle. Repas dont elle réservait une portion à leur père qui remettait quotidiennement des sous pour toute la maisonnée à leur tante. Elle entendit une discussion entre une de ses cousines et leur père. Celui-ci leur annonçant par téléphone le décès de leur cousine, l'ainée de leur tante. Leur cousine drépanocytaire ressemblait à Aku on aurait dit des jumelles. Elle avait deux ans de plus qu'Aku. La jeune fille fut bouleversée par cette nouvelle. Sa cousine très discrète était la seule qui l'avait bien accueilli par rapport aux autres cousins, elle avait toujours tenté de calmer les esprits. Pourtant ce matin-là la grande cousine s'était levé comme d'habitude. Ayant ressenti des faiblesses elle avait prévenu leur mère qu'elle quitterait son travail avant et se rendrait au centre médical pour quelques examens. Que s'était-il donc passé ?

Le père de la jeune Aku avait donc aussitôt été appelé et avait pris toutes les dispositions. Il avait réglé les charges pour la levée du corps et bien sûr établi le programme de l'enterrement. Le deuil se fit au domicile familial pendant plus de deux jours. Il y avait un grand monde dont les collègues de la défunte. Il fallut louer beaucoup de chaises en plastique. Certaines convives furent installées aux abords des parcelles avoisinantes. Aku et quelques-unes de ses cousines devaient assurer le service des convives. Elles circulaient ainsi d'un bout à l'autre des parcelles entres les convives. La jeune fille remarqua les regards appuyés des gens sur elle. Elle se demandait si les gens la dévisageaient ainsi par ce qu'elle ressemblait comme deux gouttes d'eau à sa défunte cousine ou bien par médisance. Le fait que pour eux elle subirait bien vite et prochainement le même sort. La jeune fille constatât que c'est sa ressemblance frappante avec la défunte qui attirait les regards. A un moment donné elle fut abordée par les collègues de celle-ci qui lui firent la remarque.

Le jour de l'enterrement arriva. C'était toujours phénoménal car les jeunes du quartier louaient des mini bus pour se joindre à la famille du défunt. Lorsque celui-ci avait grandi ou passé plusieurs années de sa vie dans le même quartier ce qui était souvent le cas, les gens se connaissaient tous. Les potins allaient bon train mais lorsque survenait un problème quelconque, la solidarité prenait le devant. Le cortège funèbre prit la longue route du cimetière. L'enterrement se déroula sous les déchirements et les cris des proches du défunt lui rendant un dernier hommage. Les gens firent une pause avant de reprendre la longue route du retour. Au passage ils s'approvisionnaient en aliments comme des bottes de pondu, du mais, des arachides ou des sauterelles. Les habitants du voisinage, vivant reclus de toute civilisation, les vendaient à un prix très économique.

Au retour du cortège on procédait au rituel de lavage des mains. On partageait un dernier verre à tout le monde et les gens rentraient chez eux. Sur place il ne restait que la famille élargie du défunt et quelques amis très proches de la famille. Après un dernier palabre au bout de quelques jours la vie reprenait son cours. Chacun ayant regagné son domicile.

La défunte cousine que le père d'Aku avait pris en charge comme sa propre fille avait fait des études de sciences économiques. Quelques années après avait pu avoir un travail qui lui permit d'aider sa mère alors veuve. Elle était devenue la prunelle de celle-ci qui ne supporta pas cette grande perte. Sa santé en pâtit fortement. La tante qui était une femme costaud et inébranlable souffrit de problèmes de cœur. C'était le troisième enfant qu'elle perdait et la dernière la rendit inconsolable.

NOMINATION AU CABINET MINISTERIEL

Aku reçut enfin une réponse par rapport à son dossier de demande d'emploi. Contre toute attente elle fut nommée à la Primature. La jeune fille n'en revenait pas. De plus ayant reçu sa nomination l'avant dernier jour du mois, un samedi, le lundi suivant elle reçut son premier salaire. Elle plia à la coutume et aux directives de son père qui voulait que le premier salaire ne soit pas consommé. Ce premier salaire remis aux parents pour avoir mené avec succès l'éducation scolaire de leur enfant. Sous les injonctions de leur paternel elle acheta deux pièces de wax hollandais. Les pagnes étaient destinés aux deux tantes en vue de la cérémonie de réconciliation. Du reste elle remettrait à chaque cousin et autres membres de la famille un peu de sous, quant à lui il ne demandait rien. La jeune fille pouvait garder le reste pour s'acheter le nécessaire à sa nouvelle vie active. Elle avait besoin d'habits appropriés car au sein du cabinet la tenue de ville était exigée. Elle devait se faire confectionner des ensembles en pagnes avec jupes longues. L'achat de deux ou trois ensembles prêts à porter sans compter les chaussures et autres accessoires utiles.

Le matin pour se rendre au travail la jeune fille pu faire le trajet avec son père. Le chauffeur était un jeune cousin avec qui elle s'entendait bien. Au retour par contre elle devait se débrouiller. Elle devait alors faire face au marathon que constituait ce trajet du retour. Emprunter des transports en communs en système « demis terrains ». Passer par les différentes connexions dans les files et les embouteillages. Ce qui faisaient que la jeune fille arrivait au domicile familial des fois la nuit tombée, affamée et épuisée.

Son poste au sein du cabinet constituait à répondre au courrier du Premier Ministre. Elle travaillait sous la direction de l'un des Directeur de Cabinet Administratif, d'un CP et d'un jeune Juriste très brillant. Il y avait au total trois directions divisés en collège de conseillers. Les chefs de travaux, des assistants puis des chargés d'études dont faisait partie Aku, après c'était des secrétaires et le personnel administratif. Le premier contact se fit avec leur Directeur Administratif. Celui-ci avait vécu plusieurs années en Belgique et était revenu au pays occuper ce poste. A savoir que toutes les personnes qui avaient pu bénéficier de cette nomination étaient membre du parti du premier ministre. La jeune fille fut cependant dans l'attente de voir enfin de visu leur boss direct en la personne du premier. A la cité certaines personnes mises au courant de sa promotion lui avaient maladroitement fait la remarque qu'elle avait le privilège de voir le

Premier à l'époque le patriarche Antoine Gizenga. Très populaire car premier pilier du parti Lumumbiste, c'était une légende vivante dans l'histoire du pays. Cependant au moindre déplacement du premier, les militaires armés chargés de la sécurité du boss et de son cortège se répandaient dans toute la cour alentour du bâtiment d'où sortait celui-ci. Ils intimaient à toute personnes l'ordre de regagner les bureaux. On ne pouvait plus apercevoir le boss qu'aux travers des rideaux des bureaux. Aucune fois le premier n'eut de contact avec son personnel. A part les Directeurs et les chefs de travaux quotidiennement convié aux différentes réunions stratégiques au bâtiment abritant le bureau du premier, là arrivaient les différentes délégations ainsi que la presse qui avaient des audiences avec le premier. La jeune fille fut quelque peu déçue.

En ce qui concernait le salaire et autres frais de fonctionnement dont tout travailleur avait droit surtout au sein d'une institution aussi puissante, il n'y avait aucune disposition mise en place pour la restauration ou autres moyens de déplacement omis un mini bus. Cependant le personnel était tenu d'être au cabinet de 8 à 18 h avec une pause de deux heures à midi, cela du lundi au samedi midi. Au départ la jeune fille occupait un bureau qu'elle partageait avec 6 autres personnes dont son autre collègue chargée d'études en la personne d'un pasteur professeur, de leur chef de travaux, de l'assistant en la personne d'un jeune juriste toujours très classe, d'une maman secrétaire et d'un jeune très sympathique (...). Le bureau du Directeur Administratif se trouvait à côté. Pour y accéder il fallait traverser une deuxième pièce occupée par les conseillers et les secrétaires.

DEMARCHES DANS LES BOULEVERSEMENTS

Au bout de trois mois de nomination de la jeune fille et de la nouvelle équipe, le premier ministre remit sa démission. Son délégué fit convoquer tout le cabinet pour leur en faire l'annonce. Ce fit la fin du rêve pour beaucoup, il y eu des crises de larmes devant cette nouvelle inattendue. C'est alors que Aku entreprit de mettre à l'œuvre sa demande de prise en charge médicale. Les personnes vers lesquelles elle se tourna afin d'obtenir une aide quelconque sur la marche à suivre la découragèrent. Sous le prétexte qu'ils étaient démissionnaires, à moins que ce ne fut par simple méchanceté gratuite, on lui dit de renoncer. Cependant une dame la conseilla fortement de mener à bien sa démarche, celle-ci une amie de la famille avait eu a passer quelques temps en Europe ou ils se connurent. Elle rassura donc Aku qu'il y avait encore le traitement des affaires courantes. Il lui fallait constituer un dossier et le présenter au délégué du premier ministre. Les gens lui avaient dit qu'il était impossible de le voir, certaines personnes avaient dû attendre 6 mois avant d'avoir une audience, mais c'était mal connaitre la ténacité et la détermination de la jeune fille.

Elle constitua son dossier et s'arrangea pour se trouver au bon endroit au bon moment sur le sillage du collaborateur du premier. Chaque jour aux alentours de la même heure il quittait son bureau en passant d'abord par le bureau de sa secrétaire, que l'on pouvait apercevoir à partir de leur fenêtre. Situé à côté d'un autre bureau faisant office de bureautique, la jeune fille feignit de s'y rendre ayant bravé d'un sourire les personnes postées aux à bords du bâtiment. Elle se tint à ce couloir et quelques minutes plus tard sa démarche fut fructueuse. Elle vit enfin sortir le collaborateur du premier comme elle l'avait calculé. Elle se leva et hocha la tête en signe de salutation son cœur battant à cent à l'heure. Le collaborateur l'aperçu lui fit un bref signe de la tête en retour de salutation et entra dans le bureau de sa secrétaire. Aku pria tous les saints et prit son courage à deux mains sachant que ce fut là sa chance et seule occasion de jouer le tout pour le tout. Lorsque 5 minutes plus tard le collaborateur sorti, sentant le regard implorant de la jeune fille, il lui demandât d'approcher et écouta ses doléances. Ayant pris connaissance de la demande de la jeune fille et connaissant son père il répondit à la jeune fille de remettre son dossier à sa secrétaire et lui donna rendez-vous le lendemain à huit heures. Après qu'il eut pris congé d'Aku il tourna les talons et partit. Quelques personnes ayant suivi la scène derrière les portes presque closes accoururent vers Aku. Impressionnés ils lui dirent qu'elle avait un sacré coup de chance. La jeune fille n'en revenait pas elle-même, ne tenant plus sur ses jambes elle s'assit et souffla un bon coup.

Le lendemain matin Aku se tenait dans la salle d'attente déjà une bonne demi-heure avant son rendez-vous. Après s'être présentée à la réceptionniste et plus de trente minutes après l'heure de son rendez-vous la jeune fille n'avait toujours pas été annoncée. Elle revint pour la énième fois chez la réceptionniste qui lui répondit avec une certaine moue qu'une personnalité « plus importante » devait encore être reçue. La jeune fille perdit patience et alla toquer au bureau de la secrétaire à qui elle avait confié son dossier la veille. Elle fut accueillie par un sourire apprenant que le collaborateur avait déjà signé son dossier. Le dossier passa au bureau à coté ou on lui indiqua la marche à suivre. Le ministère de la santé, le ministère du budget et enfin au ministère des finances pour clôturer. Elle avait soit le choix de le faire suivre par un personnel du cabinet en la personne d'un vieux papa qui lui demandait une caution qu'elle ne serait pas en mesure de lui donner, soit de le suivre elle-même, elle opta pour la seconde solution.

Les jours qui suivirent Aku ainsi que quelques membres du cabinet avaient été affecté à une mission en partenariat avec le ministère de la défense et un autre ministère qui se situait en diagonale avec le ministère de la santé. Aku allait quotidiennement s'enquérir de l'avancement de son dossier, elle attendait que son dossier avance pour annoncer la nouvelle à son père. Cela arriva au bout d'une semaine quand son dossier fut expédié au ministère du budget. C'étaient des démarches longues et éprouvantes, il fallait passer par plusieurs personnes N'eut été la perspicacité et la présence imposante de leur père, la jeune fille toute frêle n'aurait pu passer les différente portes ou les gens essayaient de l'amadouer lorsqu'elle se présentait seule. Elle faisait alors appel à leur père qui venait remédier au problème dans l'immédiat avec un œil sombre qui en faisait trembler plus d'un. Avant que le dossier ne soit approuvé la jeune fille devait passer encore une série d'examens dans un centre médical de référence. En collaboration avec l'ambassade de la Belgique, suite à leur rapport médical l'ambassade pouvait ou ne pas octroyer un visa au demandeur.

QUI VA A LA CHASSE PERD SA PLACE

Les démarches d'Aku aboutirent au bout de six mois pendant lesquels un successeur avait été nommé pour remplacer le premier ministre. Du même parti que son succédant, le nouveau venu était l'ancien ministre du budget. L'équipe gouvernementale se vit augmentée par plusieurs autres nominations. Cependant les infrastructures ne correspondaient pas au nombre de personnes, la jeune fille et quelques-uns de ses collègues furent confinés dans un bureau où il lui fallut encore quelques fois céder sa place à un supérieur hiérarchique en quête de place. Bien sûr cela eut aussi des répercussions sur le salaire qui en moins de six mois diminua de moitié.

Aku fit quelques connaissances, mais la plupart des employés étaient de la génération de son père. Elle n'avait presque plus besoin de se présenter car presque tous le connaissaient. En ce qui concernait sa santé, personne n'était dupe, quelques rares personnes lui avaient laissé entendre que les soins étaient plus accessibles en Europe pour son cas.

Epuisée et fortement marquée par les longues démarches et par les longues journées au cabinet à devoir des fois errer dans les couloirs des bureaux par manque de place, la jeune fille qui n'attendait plus que son visa. Elle ne fréquentât plus le cabinet que par hasard. Les nouvelles allant bon train quelques-uns de ses collègues étaient au courant de ses démarches et s'enquéraient de l'évolution de celles-ci. En Afrique il est de rigueur lorsque on a un projet, de n'en rien dire jusqu'à son accomplissement de peur de voir celui-ci échouer.

La caution libérée pour la prise en charge d'Aku devait servir à se procurer un passeport le faire valider, acheter un billet, les frais de démarches et le reste pour le séjour. Sachant que la somme était délivrée en petite coupure de monnaie locale il fallait échanger en achetant du dollar. Le tiers était déjà épuisé avant le voyage. C'est alors que survint un malentendu entre la jeune fille et son père qui venait de se remettre en couple avec une femme plus jeune qu'elle. Elle était trop près du but et devait garder la tête froide jusqu'au bout. Quoiqu'il advienne elle partirait bientôt loin de tout ça pour vivre sa vie, une vie meilleure. Leur père s'était remarié et avait enfin décidé de quitter le toit qui abritait le clan familial.

CARRIES ET RAGES DE DENTS

Grace à son travail, elle avait eu le plaisir de découvrir un hyper marcher belge où elle avait pu renouer avec les saveurs de son enfance. Les chips, du faste Food, les pains au lait et autres gâteries dont elle raffolait mais qui étaient un luxe pour beaucoup. En effet il y avait bien les produits locaux mais la jeune fille n'avait jamais retrouvé ce gout qui lui rappelaient les saveurs de l'Europe. Bien sûr lorsque la jeune elle ramenait un de ces mets à la maison, elle devait le partager entre tous, petits et grands qui attendait leur part le regard hagard. Cependant la jeune femme en pâtit avec des problèmes de carries. Plus d'une fois elle fut prise de rage de dent et on dut lui en extraire.

Un matin elle fut frappée par une rage de dent foudroyante qui lui bloqua la mâchoire et gonfler tout le côté droit du visage. Après avoir essayé de se soigner par automédication, des maux de têtes martelant la firent se rendre à l'évidence. N'ayant pu trouver le sommeil depuis plus de deux jours elle se rua dans le couloir et surgit devant la porte de la chambre où dormaient encore son père et sa nouvelle épouse. Ceux-ci alertés par les cris et pleurs apparurent sur le seuil de la porte.

Après constat et les pleurs qui avaient alerté toute la maison, ils se décidèrent à la conduire à l'hôpital.

Plusieurs heures d'attente s'écoulèrent dans un centre hospitalier réputé disposer de bon dentiste, Aku toujours en larmes fut finalement reçu en consultation. Les dentistes ne purent rien faire à cause de ce blocage de mâchoire, elle ne savait ouvrir la bouche que de quelques millimètres. Une prescription d'antibiotiques et autres médicaments et un autre rendez-vous une semaine après fut fixée, dans l'espoir que la jeune fille sache entre temps entrouvrir la bouche. Pendant une semaine Aku du forcer sa mâchoire bloquée pour essayer d'y glisser les comprimés et toute nourritures qui devaient l'aider à remédier à son supplice. A force de persévérance, quelques jours après elle sut à nouveau entrouvrir la bouche, son visage toujours enflé.

VOYAGE EN VUE

Le mois de septembre arriva, la jeune Aku appris par son oncle paternel, aide-soignant qui venait de temps à autre à l'appel de son frère ainé lui administrer un traitement médical en cas de crise. Il arriva un soir et la jeune fille du recevoir une perfusion alors qu'elle n'était nullement en état de crise. A la fin de la perfusion leur oncle avec lequel elle n'avait pas vraiment d'élan de familiarité lui souffla avec une moue solennelle et confidentielle : « tu vas voyager ! » En effet le père d'Aku avait déjà eu confirmation de la nouvelle. Le visa était fin prêt, il avait ainsi prévu une cure préventive pour la préparer au voyage.

La fin de semaine se passa à faire les différentes courses comme trouver une valise, passer faire les vaccins exigés mais aussi répartir les biens de la jeune fille entre les cousines et les tantes sans oublier sa mère. Pour cela elle fut aidée par une de ses jeunes cousines. Lors d'un voyage comme celui-ci les gens se disent que la garde-robe se refera avec le must du must en Europe, elle pouvait donc se débarrasser de tout ce qu'elle possédait jusque-là.

L'avant-veille de son départ au soir, la jeune fille fut abordée par son père. Celui-ci lui annonça l'aboutissement des démarches et lui fit un long sermon qui se devait d'être des conseils d'un père à sa fille. Sous des tons de demande de reconnaissance de gratitude ainsi que, sous encore une fois, l'exigence de mea-culpa qu'elle devait adresser à chacun et chacune afin de partir le cœur et l'esprit léger. Bien sur leur père lui annonça qu'il avait convié toute la famille à une petite manifestation d'au revoir qui aurait lieu le soir même vu qu'elle prendrait l'avion le lendemain soir.

La famille au grand complet se retrouva le soir même pour partager un repas et un verre pour le départ d'Aku. Elle avait aussi fait passer le message du côté maternel mais sa mère était comme à son habitude en province. Ses deux tantes maternelles se présentèrent mais omirent d'inviter tante Suzan qui s'était tant dévoué pour Aku, elle en eut le cœur lourd de devoir partir sans lui avoir dit au revoir. Quelques cousins du coté de sa mère nourricière étaient également présent. Un repas fut servi, certaines cousines quasi en pleur regrettaient le départ d'Aku, pour eux "celle qui prenait leur défense partie, ils ne fréquenteraient plus aussi souvent le seuil de cette demeure". Avant la fin de la petite soirée, les tantes paternelles la firent assoir et firent profil bas en lui prodiguant différentes consignes comme de garder le contact et lui souhaitèrent un bon voyage.

Cette nuit-là sa cousine et elles dormirent à peine, encore affairés aux derniers rangements qui se prolongèrent encore en début de journée. Leur père très à cheval sur la ponctualité donna fermement le signal du départ. Une dizaine de personnes escortèrent la jeune fille jusqu'à l'aéroport, dont sa petite nièce de 7 ans en larmes depuis le départ de la maison. L'enfant qui portait le nom d4aku était plus attachée à elle qu'à ses propres parents trop jeunes. Aku s'en était occupé comme son propre enfant, elle se dit que ce serait la personne qui allait le plus lui manquer.

Après les derniers adieux déchirants qui arrachèrent des larmes à presque tout le monde, Aku précédé par son père d'un ton impératif la pressa d'entrer dans le hall de l'aéroport pour les dernières formalités d'enregistrement. Avec son aide, elle franchit le poste de contrôle tenu par deux jeunes hôtesses. Celles-ci écarquillèrent les yeux après avoir consulté son document et la laissèrent passer sans un commentaire avec un « bon voyage Mme ». La jeune fille fut épargnée de toute tracasserie tant redouté et entendu par certains récits des voyageurs ou de personnes ayant fait la tentative. Elle se dit que décidément un simple titre sur un bout de papier pouvait changer la donne, son apparence et son air de benjamine faussait et fausserait encore longtemps le regard des autres.

Les bagages enregistrés, elle franchit le dernier contrôle électronique et du dire au revoir à son père et son épouse. Dans les larmes elle alla s'installer dans la salle d'attente après un tout dernier signe d'adieu aux autres. Elle se retourna et dit au revoir aux autres à l'étage, installés dans une des salles d'attente en attendant l'heure propice du décollage de l'avion d'Aku. Les voyageurs furent alors appelé à prendre la navette qui devait les conduire à l'avion. Sur le tarmac il y eut encore un contrôle des bagages à mains avant de monter dans l'avion. Aku aperçu de loin sa troupe debout derrière une baie vitrée attendant jusqu'au décollage de son avion.

VOL DE NUIT

Le soleil se couchait lentement mais surement quand Aku franchit enfin la marche la menant dans l'avion de la Sabena. Elle se dirigea vers le siège lui étant destiné et s'installa. Elle n'avait pas d'autre bagage à main à part son sac. Encore en contact téléphonique avec son frère et l'une ou l'autre personne désirant lui souhaiter un bon voyage, elle du cependant éteindre son téléphone au message du speaker qui annonçait le décollage imminent.

Aku n'avait plus voyagé en avion depuis ses six ans alors qu'ils avaient rejoint leur père en Belgique, elle ne savait comment se passerait le voyage. Les pieds en compotes avec les journées interminables à courir les derniers jours, ils étaient gonflés et douloureux à l'extrême. Elle avait ingurgité la moitié d'une plaquette de calmant et des anti douleur pour tenir le coup. Elle vérifiait de temps en temps si son pansement qu'elle avait fait avant de quitter la maison ne coulait pas trop ayant emporté des réserves de compresses dans son sac.

Heureusement pour elle, l'avion à moitié vide devait faire escale à Dakar. Elle n'avait pas de voisin, elle essaya de s'installer tant bien que mal en utilisant les sièges voisins. Il s'agissait de trouver une position confortable lui permettant de trouver le sommeil durant les 8h de vol. Rien n'y fit, elle n'y parvint pas. Son cœur se serrait au-dedans d'elle, en même temps elle se disait avoir enfin atteint son but.

Avec un pincement au cœur quant à son futur, elle se retrouvait à présent seule dans un pays lointain et maitre de sa vie. Elle se dit pourtant qu'elle ne regrettait rien, elle retrouvera surement des amis d'enfance et aussi son amie Moi Désiré qu'elle n'avait pu prévenir de son arrivé. Fermant les yeux, elle s'assoupit quelques instants pensant à sa nouvelle vie loin du cauchemar qu'a été celle-ci ces longues vingt dernières années. Dans huit heures elle foulerait le sol belge, elle pouvait à présent sourire à la vie.

Quelques instants après le décollage alors qu'elle n'apercevait plus que les lumières de la ville de très haut Aku se perdit dans ses réflexions. Des idées effrayantes traversaient son esprit un laps de temps. Se disant qu'elle était dans une grosse masse de fer qui était suspendu dans le vide, si l'avion se crachait ils seraient lâchés comme une grosse pierre. Elle reprit ses esprits et se calma quelque peu. Le vol de nuit et l'altitude ne donnaient pas une vue divertissante comme la jeune fille s'y attendait, elle finit par trouver le sommeil et s'endormit accoudée au siège voisin. Réveillée à l'escale de Dakar où l'avion se remplit de nouveaux passagers, elle ne tardât pas à retomber dans un profond sommeil.

ATTERISSAGE A ZAVENTEM

Il était déjà sept heures du matin ce 9 septembre 2012 lorsque le speaker annonça le prochain atterrissage sur Zaventem à Bruxelles National. C'était une journée lumineuse qui s'annonçait. Aku suivi le flot de passager et franchit le poste de contrôle. Elle se perdit un peu dans la récupération de ses bagages se trouvant du mauvais côté. Elle finit par récupérer sa gigantesque valise dont elle constata que les roulettes avaient été abimé. Le bac avec les colis alimentaires préparé la veille et congelé récupéré, elle se dirigea vers la sortie où elle devait normalement trouver un ami de la famille.

Papa Bayo, qu'ils ont connu durant leur enfance en Europe. Un de ses fils était également drépanocytaire. C'est ainsi qu'il les avait aidés pour certaines démarches comme la prise du rendez-vous chez un médecin spécialisé. Elle scruta dans la foule, attendit jusqu'à ce que la foule se dissipa mais ne vu personne. La jeune fille se dirigea vers les bureaux de renseignement où on lui indiqua des cabines téléphoniques. Elle eut papa Bayo au bout du fil, celui-ci n'avait pas pu venir. Après avoir donné son adresse il lui dit de prendre un taxi.

Le taxi arriva au bout d'une bonne heure à l'adresse indiquée. Aku sonna à la porte et papa Bayo vint l'accueillir. Comme à son souvenir il n'avait pas beaucoup changé. Ils s'installèrent au salon et échangèrent des nouvelles. Quelques minutes plus tard ils furent rejoints par maman Bayo en robe de chambre qui prit des nouvelles de la famille au pays. Une demi-heure plus tard papa Bayo conduit Aku aux urgences de l'hôpital. Il attendit quelques instants et du s'absenter laissant la jeune fille installée sur un lit aux urgences.

AUX URGENCES DIAGNOSTIC ALARMENT

Plusieurs corps médicaux défilèrent auprès d'Aku lui posant des questions sur sa présence. Finalement le médecin dont lui avait parlé papa Bayo arriva. Lunettes sur le bout du nez, cheveux blancs et un air de « professeur savant » comme ceux qu'on voyait à la télé, il se mit à questionner Aku de A à Z. La jeune fille racontât tout l'historique de son parcours médical citant le pédiatre qui les avait suivis durant leur enfance. Le médecin lui demanda alors pourquoi elle n'était pas retournée chez cette dame, la jeune fille lui rappela que c'était une pédiatre, elle avait bien dépassé l'âge de retourner en pédiatrie. Le médecin l'ausculta d'un œil que celle-ci avait bien remarqué très atterré, il devait se dire mais qui est-ce qu'on m'envoi là, une moribonde en piteux état ! Ses pansements furent refaits après avoir été vu par plusieurs médecins, elle fut admise en hospitalisation.

Le Dr B.S était hématologue, spécialiste en drépanocytose et chef de pavillon. Il revint tous les jours revoir Aku. Celle-ci avait été installé dans une chambre commune, à deux lits. L'auscultant jusqu'au bout des doigts, il ne dissimulât pas son étonnement à la jeune fille. Mal en point les plaies surinfectées, il se demanda même comment elle avait pu échapper à la gangrène après tant d'années. Il ne pouvait cependant pas lui administrer des antibiotiques car son sang était en surdose d'antibiotiques. Il n'en revenait pas que pareil chose puisse se produire. Néanmoins il mettrait tout en œuvre pour qu'elle soit bien soignée tenant à assister personnellement aux pansements.

UN MOIS AUX HOPITAUX IRIS

Aku passa beaucoup d'examens et de multiple radio. Elle fut aussi suivie par la femme du Dr B.S. qui était dermatologue dans le même hôpital. La première préoccupation de la jeune fille était de savoir si les soins seraient douloureux. Terrorisée à l'idée de devoir revivre les douleurs des traitements subis au pays. Le médecin la rassura que les soins administrés se devaient d'être en aucun cas douloureux pour les patients. Il en était une obligation, le patient ne devait en aucun cas souffrir ou connaitre de douleurs.

Les pansements étaient changés tous les matins par des infirmières toujours souriantes et appliquée. Toutes questionnaient la jeune fille sur les causes de son état. Contrairement au procédé de décaper la plaie en la grattant, des compresses imbibées de … étaient simplement posés sur les plaies pendant quelques minutes, celles-ci nettoyaient la plaie sans efforts. Après rinçage on y appliquait de l'iso Bétadine tulle et gel et des bandes Velpeau achevaient le bandage des plaies. A bout d'une semaine les pieds d'Aku avaient désenflés.

Papa Bayo vint rendre visite à Aku ainsi que Bajo, le vice-président de leur association au pays. Il avait obtenu un visa étudiant quelques temps auparavant, elle avait eu son numéro de téléphone et il vint très vite aux nouvelles. Aku chargea Bajo de contacter son amie Moi Desiré et de lui transmettre le message de son arrivée. Son amie arriva le lendemain, c'est dans d'abondante effusion de larmes que les deux amies se retrouvèrent dans cette chambre d'hôpital. Deux autres personnes se présentèrent au chevet d'Aku, des amis de la famille dont Tante Tienne et papa Adrien N mis au courant par papa Bayo. Le dernier arriva un après-midi, la trouva endormie, il ne voulut pas perturber son sommeil et prit place silencieusement attendant son réveil.

Aku passa un moi à l'hôpital, elle eut plusieurs voisines de chambre dont la plupart étaient des personnes âgées. Les gens lui reposaient toujours les mêmes questions étonnées de la trouver trop jeune pour avoir des ulcères aux pieds. D'habitude ce sont des personnes âgées qui pouvaient développer des ulcères suite à leur âge avancé et leur immobilité. Elle dut ainsi encore répondre à répétition non seulement aux personnes mais aussi au personnel médical qu'elle eut à voir souvent. La plupart n'avaient jamais entendu parler de la drépanocytose ou assez vaguement.

Elle avait alors trente-six ans mais paressait en avoir une vingtaine. Cependant elle dut se faire au fait qu'elle n'était plus une toute jeune fille lorsque tout le personnel médical s'adressait à elle en l'appelant « Madame Falobi ». Seul quelques infirmières et papa Luka dérogeaient à cette règle en la surnommant d'un petit nom affectueux. Elle n'était plus la fille dont le père avait déjà tout organisé et arrangé à son insu, à partir de ce jour elle était Madame Aku Falobi. C'était comme un rappel à l'ordre, elle devait prendre sa vie en main.

De son lit situé du côté de la fenêtre, le second lit situé avant les installations sanitaires et la porte menant sur le couloir. Elle avait vue sur ce couloir qu'elle scrutait à chaque mouvement. Elle fit ainsi la connaissance de papa Loka. Il se chargeait de la livraison des produits médicaux dans l'unité, elle l'apercevait passer dans le couloir. Un jour a l'heure du diner, le vieil homme s'arrêta et lança : « mange fifille, tu dois prendre des forces ! » sourit et continua son chemin. Plus tard l'homme se présenta à la jeune fille, congolais d'origine il vint prendre de ses nouvelles. Consterné par l'état dans lequel elle était arrivé, il plaignit le pays, fou de rage face l'impuissance de ne pouvoir y changer grand-chose. Papa Noel revint souvent visiter Aku avec toujours un mot de gentillesse à sa façon, grognant et maudissant la drépanocytose qui causait tant de soucis. Lui-même ayant une nièce drépanocytaire.

Une assistante sociale vint aussi la voir afin de régler tout ce qui était administratif. Contrairement au pays, tout malade arrivé en urgence devait d'abord recevoir des soins médicaux et après traitaient les questions de facturation. Aku étant sans emploi, l'assistante social mit en place lui assura qu'elle mettrait tout en œuvre pour sa couverture sociale et la prise en charge des soins médicaux.

La jeune fille passa plusieurs examens dont des radios, IRM et des scanners qui révélèrent que tous ses articulations étaient en piteux état. Elle avait des nécroses des deux têtes du fémur, qui limitaient ses mouvements, sa marche. Par contre elle croyait avoir des ulcères d'estomacs lui provocant des douleurs abdominales atroces. Au bout d'un traitement par le Zantac les examens ne révélèrent pas d'ulcères mais un rétrécissement de l'estomac qui l'empêchait de s'alimenter correctement. Ses maux d'estomac furent largement apaisés. Chaque examen se passait dans une salle différente. Certaines machines étaient impressionnantes tant en taille qu'en technologie, bien plus avancée que ce qu'elle aurait pu imaginer. Elle repensa à un jour où avec son père ils ont dû traverser un vieux laboratoire rempli de vieilles machines dans un grand hôpital au pays, elle qui marchait devant se retourna pour parler à son père, celui-ci murmura : » chuuuuut il y a plein de rayon x ici, il ne faut pas faire de bruit vite sortons !! ».

Au bout d'un moi Aku pu quitter l'hôpital. Les plaies n'étaient pas refermées mais elle était en meilleur état que lors de son arrivée. Elle dû revenir en consultation dermatologique une fois par semaine. Entre temps tous les jours une infirmière à domicile passait chez elle pour les pansements. Elle fut naturellement suivie par le Dr B.S, celui-ci lui assura l'apport de tout son soutien pour les démarches à venir. Pour lui il était évidemment impossible que la jeune fille retourne dans son pays, pour ce faire il lui procurerait tous les attestations et rapports médicaux de son séjour à l'hôpital. Il établirait un dossier médical en béton pour appuyer ses démarches de régularisation.

PREMIER LOGEMENT, PREMIERS PROPRIETAIRES

Papa Bayo était venu chercher Aku le soir de sa sortie d'hospitalisation, le soir même elle fit la connaissance du propriétaire de la maison où elle allait aménager. C'était un argentin de la quarantaine, Roberto, marié à Christine, une belge et ils avaient une fillette d'une dizaine d'année Manon. Ils vivaient à Uccle à une vingtaine de minutes de chez papa Bayo, il escorta Aku à son nouveau domicile. Elle fut bien accueillie dans cette petite famille. Dans un premier temps elle occupa une chambre au deuxième étage et partagea le living et la cuisine de ses propriétaires en attendant la fin des travaux de l'espace trois pièces à l'entresol qu'elle devrait occuper.

C'était une grande maison avec au rez-de-chaussée le living et la cuisine équipée, des escaliers menaient aux deux étages. Au premier où se situaient les chambres des propriétaires et celle de la petite ainsi que la salle de bain et la toilette. Au deuxième étage se trouvaient également deux chambres dont celle ou fut installée Aku ainsi que la buanderie. Il y avait aussi un petit jardin à l'arrière de la maison et à l'avant des fenêtres donnaient sur la chaussée d'Alsemberg.

La montée et la descente des escaliers était un véritable supplice pour Aku, elle les montait d'un pas lourd et à pas de tortue s'arrêtant à chaque palier pour reprendre souffle. Au matin Roberto se chargeait d'accompagner la petite à l'école puis filer au boulot. Une femme de ménage venait deux fois par semaine et faisait toute la maison dont les parquets étaient en bois. Elle s'occupait également de la lessive et du repassage. Christine était assez contente d'elle car elle était exigeante coté propreté.

Le soir quand il rentrait après avoir récupéré la petite, Roberto se chargeait du soupé, ils mangeaient tous les quatre après que tous aient participé à mettre la table. Au fil du temps ils apprirent à se connaitre. Aku se sentit vraiment à l'aise aidant même des fois la petite pour ses devoirs. Aku gagna leur confiance,

Christine qui au début paraissait très effacé lui dit de se sentir à l'aise, il y avait assez de provision dans le frigo et dans les gardes manger.

Les infirmières passaient vers huit heures du matin voir plus tôt. Aku encore au lit descendait à pas de tortue les deux paliers pour aller ouvrir. En weekend ses propriétaires ouvraient la porte. Les pansements se faisaient dans sa chambre. Les jours ou elle avait rendez-vous à l'hôpital, un des travailleurs de son futur logement se proposait de l'accompagner dans un premier temps l'hôpital. Le lieu se trouvant à dix minutes en voiture de là. Après on lui indiqua comment elle pouvait prendre le tram qui passait sur la chaussée à quelques pas de la maison et qui passait non loin de l'hôpital.

CONFIDENCES POUR CONFIDENCES

Les gens s'interrogeaient sur sa maladie, ainsi elle eut une discussion avec ses propriétaires qui un soir lui révélèrent qu'ils avaient eu des appréhensions à son arrivée. Tout d'abord par son apparence, n'ayant pas été informé qu'elle était si gravement malade. Ils ont été surpris de voir débarquer une jeune fille grande et "maigre" qu'ils devaient héberger sous leur toit. De plus ils devaient se faire à la présence des infirmières qui venaient sonner à leur porte. Aku se mit à leur place et se dit que ce n'était pas évident, mais elle avait été aussi terrifiée qu'eux de la succession des évènements.

Elle devint même par moment une confidente pour chacun d'eux qui se confiaient à elle de temps en temps. Celle qui le fit le plus fut Christine, une petite jeune femme de la quarantaine qui sut se montrer généreuse, passionnée mais aussi très vulnérable. Comme beaucoup d'européens, elle était fréquemment dans un état de stress dépressif qui la rendait malade. Cela avait pour conséquence de ruiner son couple et sa relation avec sa fille de 10 qui des fois l'engueulait sans aucune riposte. Elle se réfugiait alors soit dans la cigarette, soit dans une activité qui aurait pu l'occuper assez pour la calmer. Elle vint souvent voir Aku dans son nouveau logis, et autour d'un café elles pouvaient passer des heures à converser. Femme de gout, elle aimait les marques italiennes. Elle fut celle qui apprit à Aku à faire du rangement dans ses armoires de cuisine, qu'elle passa des heures un soir à frotter et astiquer Aku en proie au sommeil la regardait faire en silence.

Christine avait un grand cœur et n'avait pas peur de mettre la main à la pâte, d'une poigne de fer elle prenait soin de sa maison. Elle faisait les lessives et prenait aussi celui d'Aku, même ses bandages souillés qu'elle récupérait après les pansements lui étaient rendu propres comme neuf. Roberto quant à lui, sous son œil jovial plaisantait beaucoup avec Aku, il se chargea de la mettre à l'aise dans son nouveau logement et était toujours dispo à venir en aide comme la foi ou Aku l'appela en hurlant à 22 heures à cause d'une limace au pied de son lit, ils en rirent beaucoup raillant qu'en Afrique ils mangeaient des insectes. Ce couple offrit à Aku plus qu'elle n'avait jamais reçu de qui que ce soit et pour cela, elle leur resterait toujours reconnaissante.

PREMIERE CRISE EN PLEIN HIVER

Par chance à part les pansements la jeune fille n'eut pas de problème graves étant avec eux, beaucoup plus tard cependant elle eut une crise après son installation dans son propre logement à l'entre sol. Elle faisait la vaisselle lorsqu'un tuyau d'eau sauta, il y eut inondation et la jeune fille dut ouvrir la porte donnant sur la rue pour chasser l'eau dans le trou d'évacuation. Cela se produisit un weekend en plein hiver, par chance ses propriétaires étaient présent à l'étage. Roberto alerté accompagné de la petite vinrent lui porter secours pour chasser le flot d'eau en attendant le plombier et Roberto réussit à couper la fuite.

Moins d'un quart d'heure plus tard Aku ressentit des douleurs au niveaux des poignets, elle avala vite un Dafalgan et retourna dans son lit sous la couette dans l'espoir que cette sensation qu'elle redoutai passa, mais la douleur se fit de plus en plus intense. Elle s'était exposée au froid étant en pyjama tout le temps de l'incident de la fuite d'eau, elle ne tint plus et en larmes sentant tout son corps broyé et frappé par une douleur fulgurante appela son propriétaire à pleine gorge. Par chance ils entendirent ses cris, lorsque Roberto arriva suivi de sa femme Christine et Manon à ses trousses, c'était la panique totale dans un premier temps, bien vite Roberto pris les choses en main, après qu'Aku leur expliqua qu'il s'agissait d'une crise, il prévu d'aller chercher la voiture pour la conduire aux urgences pendant ce temps Christine se chargeait d'aider la jeune fille à revêtir des vêtements plus chaud et son manteau, Roberto ayant gare la voiture devant la porte de les deux époux se disputèrent, la femme voulant aussi accompagner Aku à l'hôpital mais le mari la persuada de rester avec la petite, que tout se passerai bien. Ils soutinrent la jeune fille qui se tordait de douleur et l'installèrent dans la voiture.

Cinq minutes suffirent à Roberto pour amener Aku aux urgences du centre hospitalier, il se gara devant l'entrée et en sueur alla vite chercher un fauteuil roulant pour transporter sa passagère qui n'avait pas cessé de pleurer et de gémir. Aidé par un passant ils installèrent celle-ci dans le fauteuil, la réceptionniste ne se fit pas prier après avoir demandé à la jeune fille le nom de son médecin traitant elle fut dans l'immédiat admise et installée dans un des blocks de soin.

Plusieurs infirmiers se succédèrent pour placer une perfusion à Aku dont les veines étaient non seulement fines mais roulaient aussi, une infirmière arriva et afin de détourner l'attention de la jeune fille lui demanda d'où elle venait et ajouta qu'elle avait passé un temps à Kinshasa avec les enfants de la rue, Aku la regarda d'un air qui fit vite s'exclamer l'infirmière derrière un petit sourire : « je sais que vous n'en avez rien à faire pour l'instant vous voulez juste être soulagée mais c'est pour détendre l'atmosphère », heureusement ils finirent par trouver une veine, ils lui administrèrent des anti inflammatoires et de la morphine qui calmèrent instantanément les douleurs de la jeune fille. Roberto que les infirmières avaient pris pour le mari d'Aku étant resté à l'écart fut autorisé à la voir, il arriva hagard et souffla un bon coup voyant la jeune fille apaisée, il lui dit qu'il leur avait fait une sacrée peur, ils s'en souviendraient encore longtemps.

Le mois d'octobre touchait à sa fin, Aku avait revu deux de ses amis qui étaient venu la chercher pour passer une journée conviviale. Elle devint autonome et retourna dans le quartier de son enfance, près de la chaussée de Gand à la recherche des amis d'enfance dont une famille belge avec quatre filles et un garçon dont l'ainée s'était lié d'amitié avec elle. Le quartier avait beaucoup changé surtout la chaussé de Gand. Au moment où elle arrivait près de l'entrée, elle reconnut leur mère qui franchissait le seuil de la porte. Elle se présenta et la mère la reconnut lui donnant des nouvelles de son amie. Celle-ci avait aménagé à Tubize en province. Aku rebroussa chemin laissant ses coordonnés à la mère. A son insu juste au coin de la rue elle avait croisé la route de son amie qui venait avec ses deux garçons rendre visite à leur mère, Aku qui n'oubliait pourtant pas les visages des gens n'avait pas prêté attention trop concentré à regarder le sol pavé marchant avec prudence. Elle reçut un coup de fil le soir même et discuta longuement avec son amie d'enfance qui lui avoua qu'en l'espace d'une seconde elle l'avait reconnu lorsque leur route se sont croisé. Au bout de vingt ans, toutes deux avaient beaucoup changé. Elles manquèrent de se revoir quelques mois plus tard, son amie l'invita à Tubize pour cela les parents la prendraient avec eux mais Aku était à nouveau hospitalisée, elles gardèrent contact.

DEMANDE 9TER

Au bout de six mois, Aku avait épuisé sa bourse et son visa touchait à sa fin. Elle avait alors contacté son père afin que celui-ci l'aida quelque peu, mais sa démarche fut sans succès. Elle devait se débrouiller seule étant en "Europe". Elle se rendit alors auprès de l'association d'un médecin congolais qui œuvrait pour la drépanocytose. Il lui fallait non seulement une aide financière mais aussi un document afin de défendre son cas médical auprès des services sociaux auxquels elle devait s'inscrire pour une quelconque prise en charge. Ce médecin ne lui vint pas en aide non plus, ce qui laissa la jeune fille interloquée. Elle se demanda comment une association reconnue militer pour la drépanocytose ne pouvait venir en aide à ses membres.

Elle dut se rendre à l'évidence, tant bien que mal elle réalisa qu'il était temps qu'elle se prenne en main. Elle dut faire le deuil de sa vie de jeune femme dont le père décidait de tout pour devenir une jeune femme responsable. Après une période de panique, de grosse solitude où elle fit le point de sa vie, elle prit son courage à deux mains bien déterminées à aller au bout de ses rêves.

Avec l'aide d'un avocat congolais Aku introduisit une demande de régularisation humanitaire pour raison médicale. Heureusement pour elle, au bout de trois mois sa demande fut déclarée recevable. On lui accorda une carte provisoire de trois mois renouvelable trois fois, en attendant la décision de l'office des étrangers. Elle était à la fois heureuse et soulagée se disant qu'elle était sur la bonne voie. Elle avait un numéro national repris de son premier passage en Belgique. Lorsqu'elle se rendait à ses soins, son ancien numéro ainsi que ses coordonnés répertoriés dans les archives apparaissaient directement sur les bases de données informatisés.

Elle put ainsi bénéficier d'une sociale ainsi que de la prise en charge de ses soins médicaux. Elle avait juste assez pour vivre au jour le jour ce qui était déjà beaucoup pour elle put enfin souffler.

ORDRE DE QUITTER LE TERRITOIRE

Aku se présenta au guichet du service des étrangers de sa commune afin d'y renouveler une troisième fois sa carte provisoire de trois mois. Cependant avant que la prolongation prît fin, sa demande fut rejetée avec ordre de quitter le territoire. L'agent de quartier, un policier d'origine magrébine, qui la convoqua pour lui remettre l'acte décisif le fit avec une telle froideur, insistant sur le fait qu'elle devait avoir quitter le territoire au bout de trente jours sans lui signifier pour autant qu'elle avait droit à un recours. Elle se vue confisquer sa carte orange et se retrouva en situation d'illégalité.

Elle fut sous l'emprise de panique, son monde et ses barrières s'écroulaient. Plus qu'abattue par cette nouvelle, ne sachant que faire, elle essaya de joindre son avocat. Celui-ci avait disparu de la circulation après l'avoir eu au téléphone. Aku prise d'inquiétude se demanda ce qu'il allait advenir d'elle, elle ne comprenait pas cette décision qui venait jeter un froid sur l'image qu'elle avait de ce pays de son enfance, pays de droit.

Elle prit connaissance de la décision de l'office des étrangers et sidérée, constatât que la décision du rejet de sa demande avait été formulé en dernier ressort par le médecin de l'office des étrangers. De plus ce généraliste établit sa décision sans même l'avoir convoqué. Sur base de preuves puisés sur internet stipulant qu'il existait des ONG et des infrastructures prenant en charge la drépanocytose, que la vie de la jeune fille n'était pas en péril de ce fait elle devait retourner dans son pays d'origine. Ce médecin ne prit pas en compte les attestations médicaux des médecins ayant suivi Aku au pays, stipulant qu'il n'y avait pas de prise en charge adéquate pour cette pathologie, ni les documents fournis par ses confrères belges qui l'avaient suivi depuis son arrivé dans un piteux état. Le Dr B.S mis au courant de la décision était consterné et en colère contre cette décision. Il prit la peine d'adresser un courrier à son confrère mais sans suite.

Une personne fut cependant touchée par le triste sort d'Aku et se chargea de lui trouver un bon avocat. Il prit tout en charge rassurant les craintes d'Aku perdue et sans repères. Papa Nloka fut là pour la guider dans différentes démarches. Avec sa bonhommie, ses railleries des bon vieux papa grincheux du pays, lui remettait les pieds sur terre. Il lui répéta souvent que ce n'était que le début de son combat. Le chemin était encore long mais qu'elle était une battante qui arriverai à bon port.

Elle devait surtout chasser la peur qui la tenaillait depuis la réception de cette mauvaise nouvelle. La peur, le plus mauvais allié qui envoyait bon nombre de gens au tapis. Aku se reprit, au nom de tous les siens qui avaient péris de cette satanée maladie elle se battrait, n'était-elle pas une miraculée, elle n'en était pas arrivée là pour abandonner.

Mais cela arriva bien après, ce n'était encore que le mois de décembre 2009. Aku allait revivre son premier hiver. Dehors sur les routes régnait déjà une atmosphère festive. Les rues commerciales et certaines façades et vitres des maisons scintillaient de mille feux sous les décorations de Noël. Roberto et Christine avaient sorti un grand sapin avec diverses décorations encore dans leur emballage. La petite Manon déjà en vacances de Noël fut un temps gardée par Aku, les parents devant encore se rendre au boulot. Les deux compères se firent une joie de monter le sapin de Noël, le résultat ravi toute la petite famille.

Ce fut un Noël blanc, Aku était impatiente de revoir cette neige que certains européens détestaient alors qu'elle ne concevait pas un Noël sans neige. Elle se réjouissait de revoir ce paysage immaculé de blanc comme dans les souvenirs qu'elle avait conservée dans sa mémoire, souvenir de la plus belle partie de sa vie auxquels elle s'était accrochée dans le vif espoir de les revivre un jour. Elle y était, certains matins elle se levait encore en sursaut se demandant si sa nouvelle vie n'était qu'un rêve, elle se dit alors qu'on ne la réveille surtout pas.

TABLE DES MATIÈRES

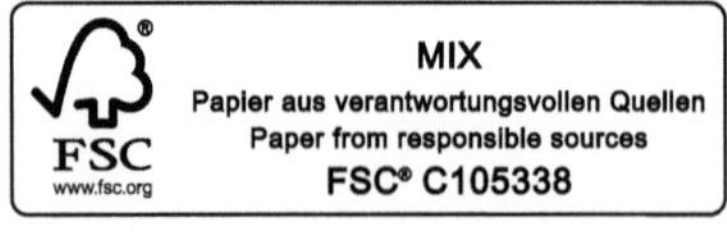

Printed by Books on Demand GmbH, Norderstedt / Germany